Mindful eating

人生が
豊かになる
食べ方の
習慣

医学博士・禅指導者
ジャン・チョーズン・ベイズ＝著
高橋由紀子＝訳　石川善樹＝監修

日本実業出版社

MINDFUL EATING ON THE GO
by
Jan Chozen Bays

Japanese translation published by arrangement with
Shambhala Publications, Inc.
through The English Agency (Japan) Ltd.

日本語版序文

「マインドフルネス」とは何か？
「マインドフルに食べる」とは？

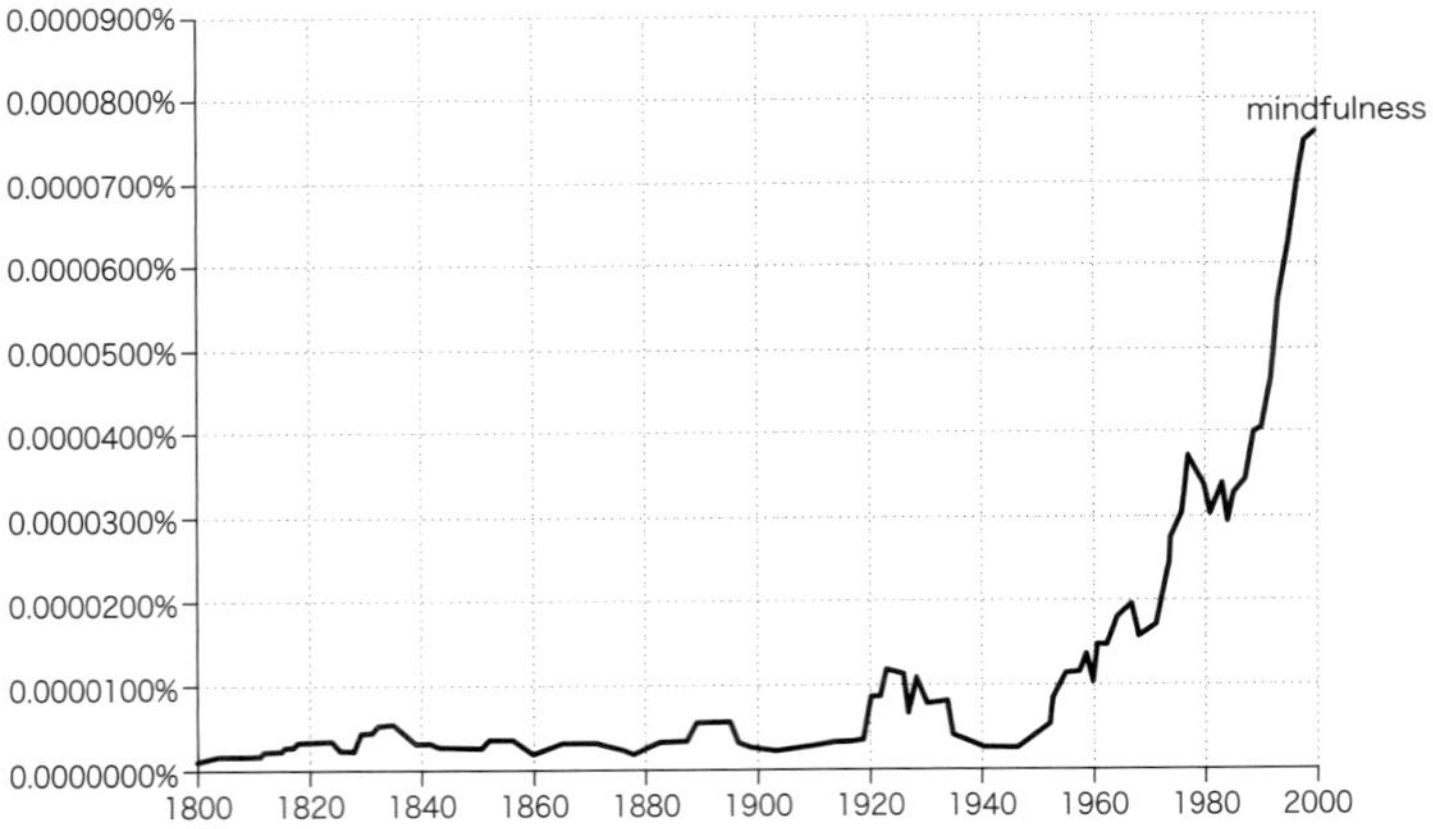

※出典：Google Books Ngram Viewer

ここに1枚のグラフがある。過去200年の間に、「マインドフルネス」という言葉が英語の本の中で使われた割合を示したものだ。

歴史をひもとくと、元々「サティ（パーリ語）」という言葉が英語圏で「マインドフルネス」と訳されたのは1900年のことのようだ。その後、1970年代に「マインドフルネス」を活用したストレス減少法が開発され、科学の世界でも注目を浴びるようになり、その後2000年代に入って「マインドフルネス」は一気に知名度を獲得した。

さて、欧米で言われる「マインドフルネス」とは、日本語だと何になるだろうか？古来の日本人は、先ほどの「サティ」を「念」と訳したようだ。では「念」とは何か？漢字を見て明らかなように、「今」と「心」という字から成り立っている念は、**「心を今で満たすこと」**というような意味あいになるのだろう。

しかし、「心を今で満たす」とは何だろうか？　**本書はそのための具体的な方法論を、「食べる」という日常的な所作を通してわかりやすく示している。**もちろん私たちは日々、何かしらを食べているわけだが、本書で紹介されるさまざまなエクササイズを実践してみて痛感するのは、「これまでは食べていなかった」ということである。言い換えれば、「食べているときの心は、『今』で満たされていなかったな」という反省である。

さらに言えば、本書が提案する「Mindful eating」を実践する中で次第に明らかになってくるのが、「心を今で満たす」ということの本質である。とかく私たちは「○○になれば、幸せになれるに違いない」と、幸せを先延ばしにしながら生きている。たとえば、「好きなことを見つければ幸せになれる」とか「好きな人と一緒になれば幸せになれる」といった具合に。

しかし、そのような思考法は、結局のところ、心を「未来」に飛ばしているだけであり、残念ながら期待するような幸せが訪れる可能性は低いだろう。それよりも、幸せの青い鳥ではないが、**幸せというのは「今、この瞬間」に宿っているのであり、それを味わい尽くしてみてはどうか**、というのが本書の主たる主張なのだと感じた。

「食べることを通して、今を生きる感覚をつかむ」

ぜひ、本書が提案するエクササイズを通して、みなさまにもその感覚をつかんでもらえるとうれしい。

２０１９年11月　予防医学研究者　石川善樹

はじめに

毎日の食事にちょっとした「気づき」を加えていく

食べることは、生きていくうえでもっとも楽しい行為の1つです。それなのになぜか、食べることが苦悩のタネになってしまっている人がたくさんいます。

私が「マインドフルな食べ方」についての本を書いていると聞いて、食べることに関する悩みを打ち明けてくれた人が、何人もいました。それらの悩みとは、「何かに不安を感じると、つい食べてしまう」というものから、「もう何十年も過食がやめられない」「食事しようとすると、恐怖心がわいてくる」というものなど、さまざまです。

現代人の「食べること」に関する悩みは増える一方です。こうした悩みを抱える人たちの助けになればと思い、この本を書きました。

こうした状況を、「摂食障害が蔓延している」などと評する人もいますが、私はむしろ、これは**人と食べものの関係がバランスを失った状態**だと考えています。研究者たちによれば、アメリカは調査を行なった他のどの国と比べても、「食べることに喜びを見出すことがより少なく、より多くの不安を抱えている」のだそうです。不安を覚えながら食べると、身体や心から大事なものが奪われてしまいます。それは、「食べる喜びと快感を素直に味わう」という、生きものが持つ当然の権利です。食べものとの関係がこじれると、強い精神的圧迫、罪悪感、恥の意識、抑うつなどが生じてきます。

このようなバランスのゆがみが生じる主な原因の1つは、心の必須成分「マインドフルネス」が失われていることです。**「マインドフルネス」とは、それぞれの瞬間に起きていることに、判断を加えることなく意識を集中させること**をいいます。

この本で紹介する「マインドフルに食べる」とは、自身の内部（身体と脳と心）と、外部（自分を取り巻く環境）で起きていることに、意識的に注意を向けながら食べることです。

意識はそれらに集中し、批判や判断はいっさいしません。

この「批判や判断はしない」という点が、非常に重要です。「マインドフルに食べる」ことは、楽しい冒険のようなものです。好奇心が生まれ、探索がはじまり、発見があり、解放感に満たされます。さあ、いったい何からの解放なのでしょう。それは、ルールによる束縛、厳格な食事制限、罪悪感、恥の意識などからの解放です。

この本は、ダイエットの本ではありません。したがって、カロリー換算、食品表、重量秤などについては書かれていません。「マインドフルに食べる」というのは、どこかの専門家に「ああしなさい、こうしてはいけません」と指示されてするものではないのです。どうすべきかは、その瞬間ごとに、あなた自身の内なる経験が決めます。

食べるという経験は、人によってみな異なります。したがって、食べることに関しては、あなた自身が専門家です。料理や食事にマインドフルネスを取り入れたら、体重が減るのか増えるのか、それは何とも言えません。でも間違いなく減るのは、食べることに関する辛い思いや、満たされない思いです。そして、食べることに伴う単純な喜びと伸びやかな楽しさが大きくなっていきます。これを味わうことは、あなたが人間として持つ生得の権利なのです。

よくこんなことを言う人がいます。「マインドフルネスの練習をしたいんですけど、何しろ毎日忙しくて、15分の時間もままなりません」

しかし、「マインドフルネス」は、仕事や子育てや家事でただでさえ忙しいスケジュールの中に、むりやり組み込まなければならないような「特別に何かをすること」ではありません。だから余分な時間は必要ないのです。**ふだんの行動に意識的な気づきの効果を加えること、ただそれだけです。**

こう聞くと、とても簡単そうに聞こえますね。ただ、それを忘れずに行なうという点が一番難しいのです。私自身「マインドフルに食べる」ことを30年以上も自分で実践し、人にも指導してきましたが、それでもうっかり忘れてしまうことがあります。

たとえば、マインドフルに食べる練習の1つに、「ひと口食べるごとにフォークや箸を置く」というものがあります（170ページ）。これは私のお気に入りの練習で、これまで何千回となく実践してきたものですが、それでもときどき、食べている最中に意識がさまよい出てしまい、最初の食べものをまだ噛んでいるのに、次を口に放り込もうとしている自分に気がついて苦笑いすることがあります。

私が「マインドフルに食べる」という本を書こうと思ったのは、子どもたちの肥満の増加に気づいたことがきっかけです。過去10年間に誕生した子どもたちは、Ⅱ型糖尿病や肝障害など、肥満が原因で起こるさまざまな問題のために、彼らの両親よりも寿命が短くなるという予測があります。

私は、食習慣を自然なバランスのとれたものにするための従来の取り組みを検証してみましたが、どれも明らかな効果がないということがわかりました。どの方法にも欠陥があり、子どもたちにとってはまったく不適切なものばかりだったのです。これは、何かまったく新しい対策が必要だと感じました。それは、費用がかからない方法で、どんな年齢や所得層の人にも簡単に実践でき、親が学んできて自分の子どもに教えられるようなものでなければなりません。できれば食生活にとどまらず、生活のいろいろな方面にもプラス効果が波及し、何より楽しんでできる方法が望ましいと思いました。

そう考えたとき、私の2つの仕事――小児科医と禅の指導者――の内容が結びつきました。それが**「マインドフルに食べる」**ということで、これこそ探し求めていた**肥満の**

治療法であると確信したのです。

マインドフルに食べるのは、楽しいことです。年齢や状況にかかわらず、誰でも毎日必ず食べたり飲んだりしますから、**少なくとも1日に3回から6回は、生活の中にマインドフルネスの効用を取り込むチャンスがあります。**1週間の「サイレント・リトリート（禅で行なう沈黙の修行）」に参加する必要もないし、寺院に泊まり込む必要もありません。**日々の暮らしの中で、コップやフォークを取り上げるたびに、いつでもマインドフルネスの冒険をはじめられます。**パスポートも飛行機の予約も不要です。

かなり昔、私が1週間にわたる沈黙の修行にはじめて参加したときのことです。自分の呼吸、動作、五感のすべてに意識を集中するようにという指示に、私は注意深くしたがっていました。無言で食事をしながら、食べものの味、舌触りや歯ごたえの変化、舌の動き、飲み下す動きなどに細かく注意を払いました。そして、食べものが喉を通って胃に落ち、栄養分が血管に吸収され、細胞に取り込まれ、身体の隅々にまで届けられることを想像しました。そうするうちに突然、**食べたものと自分が完全に1つになるという感覚に満たされて陶然となりました。**「これが交感という感覚なのか！」と悟ったのです。私はそれ以来30年にわたって「マインドフルに食べる」ことを追求し続け、多くの禅修行者や医療従事者に指導してきました。

私たちが食べている食べものには、数多くの生きものの命のエネルギーが含まれています。それを取り込むことにより、人は生命を得て、その生命をさらに豊かにできるのです。私たちが生きているすべての瞬間に、そういう目に見えない神秘が存在します。食べるときに、この深い真実に気づくことができたなら、食べものは肉体を養うだけでなく精神の糧にもなります。

ダイエットが成功しない理由

先進国では、問題が起きると、たいてい次のいずれかの方法で解決しようとします。

① 悪を封じ込める
② 悪を攻撃する
③ テクノロジーを使う

「肥満」という問題を解決するためにも、多くの場合、まずは特定の食べものを**「①封じ込め」**ようとします。「あの食べものは好きなだけ食べていいが、この食べものは決して口にしてはいけない」と決めつけるのです。

もしこうしたダイエット法が有効なら、誰もが簡単に成功するはずで、世の中のダイエットに関する本は1、2冊あれば足りるはずです。ところが実際には、どんなダイエットを試しても、最初は3キロから5キロくらいは減るものの、その後2年ほどの間に、元に戻るか、以前より増えてしまいます。

ダイエットに関する調査結果を見ると、何らかのダイエットをはじめても、挫折し、別のダイエットを試し、また挫折するということを繰り返していると、体重がさらに増えるだけでなく、摂食障害を発症したり、基礎代謝が落ちてしまったりすることがわかっています。いわゆるダイエットの「ヨーヨー現象」です。

ダイエットの根本的な問題は、人々が「外部の権威」のほうばかり向いて、それに依存してしまうことです。「外部の権威」とは、専門家の意見、カロリー計算、食品交換表、市販のダイエット食品、有名人お墨つきの流行りのダイエット法などです。

「マインドフルに食べる」というのは、それらとはまったく異なり、自分の身体、脳、心などの「内部の権威」のほうを向き、その判断に頼ることです。これらには「叡智」と「共感」が備わっており、完全に「信頼」が置けます。おまけにお金もかからず、いつでも利用可能です。

「マインドフルな食べ方」のトレーニングに参加した医療従事者たちから、よくこんなことを聞きます。

「病院では患者たちにダイエットの実践シートをわたすのですが、無力感を覚えます。私たちも患者自身も、ダイエットが続かないとわかっているんです。まったく空しい努力です。結局、『マインドフルに食べる』以外に有効な方法がないことがわかりました」

ダイエットの次に世間で行なわれているのが、体脂肪や消化器官を敵のように**「②攻撃する」**やり方です。

脂肪吸引という手法を使えば、いくらかの脂肪細胞を取り除くことができます。しかし、必要以上のカロリーを摂取し続けていれば、別の場所の脂肪細胞が増大していくだけです。悪いのは私たちの身体の脂肪細胞ではないのです。脂肪細胞は、飢饉などの緊急事態に備えて余分なカロリーを蓄えるという本来の仕事をしているだけですが、単にそういう飢饉がこないというわけです。

さらに医者たちは、「肥満外科手術」というものも発明しました。これは消化器官を手術して、胃をうんと小さくしたり、栄養分が吸収される小腸を胃の代用にしたりします。そうして食べたものの栄養が、十分吸収されることなく通過してしまうようにするのです。しかし、この手術を受けても、10人に1人くらいしか目標体重を達成できず、3分の1の人たちは、結果的に元の体重に戻ってしまいます。食べることによって辛い気持ちを紛らわせられなくなった人たちが、アルコール、薬物、ギャンブル、買いもの、セックスなどに走って依存症になることもあります。これは全患者の約25パーセントで起きるといわれています。

問題は、私たちの消化器官にあるのではないのです。消化器官もまた、それぞれに与えられた仕事――食べものを消化して栄養を吸収し、身体を健康に保つこと――をやっているだけです。

さらには**「③テクノロジーを使う」**試みも行なわれています。

減量に役立つという触れ込みのアプリがたくさん出ています。食べるスピードを落とさせるものや、マインドフルに食べるためのものまであります。でも、**アプリを使うということは、結局は「外部の権威」に食べ方をコントロールされるということにほかなりません。**

「次のひと口を食べてもいい」とブザーで知らせてくれるフォークが、40ドルで売られています。ひと口の量を減らすために、歯に取りつけて口を大きく開けられなくする器具を400ドルで買うこともできます。あるいは、食べたものを胃からポンプでくみ出してトイレに捨てることのできる装置を、1万ドルで購入することもできます（嘘じゃありませんよ、本当の話です）。ここでも、問題があるのはフォークでもスプーンでもないし、私たちの口でも胃でもありません。それらはみな、栄養を届けるためにひたすら働いてくれているだけです。

さまざまな研究の結果、食べることをもっと楽しいものにし、しかも食習慣を改善できる方法が1つだけあることがわかっています。それが「マインドフルに食べる」ことです。具体的に言えば、**自分が食べているものに意識を向けながら、ゆっくり食べること**です。

人に本来備わっている「健康的な食べ方」に立ち返ろう

「マインドフルに食べる」というのは、みなさんが本来持っている「健康的に食べる能力」を再発見するということにつきます。

誰もが子どものときに持っていたこの能力が、環境からのさまざまな影響によって、崩れてしまったのです。たとえば、「お菓子を食べちゃ駄目！　太っちゃうじゃないの！」などという親の言葉、学校に置かれた自動販売機の清涼飲料水、ビデオゲームをしながらシリアルを食べることを奨励するようなテレビコマーシャル、学校での容姿にかかわるいじめ、やせすぎのファッションモデルなどです。

この本のタイトルは〝Mindful Eating on the Go（忙しい人のための「マインドフルに食べる練習」）〟（原題）といいます。ゆっくりと味わいながら食べるのがマインドフルなのに、変なタイトルだなと思われるかもしれませんね。もちろん研究結果が示しているように、食べるスピードを落とし、自分が食べているものにしっかりと意識を向けるようになると、人はより健康的な食べものを、適切な量だけ食べるようになります。しかし、現代人の生活は大変忙しく、取引先や顧客の都合にあわせて、あるいは緊急の呼び出しによって、大急ぎで食事をすませなければならないときもあります。それでも、食べものや飲みものの最初の何口かだけでも、マインドフルに食べる練習は可能です。

この本は、バッグや机の引き出しの中に入れておいて、ちょっと時間があるときに「練習」を1つずつ読むといいでしょう。1つの項目は2、3分もあれば読めます。そうすると、「今という瞬間」に少しの間立ち返ることによって、人生をよりまざまざと経験できる機会が、日々の暮らしの中にもたくさんあるのだということがわかってきます。

人生はあっという間にすぎていきます。そこに意識を向けて十分に経験しなければ、次の瞬間にその機会は永遠に失われてしまうのです。

マインドフルに食べる努力をまったくしないと、さまざまな不要な苦悩が生じかねません。しかし、食べることにマインドフルネスを取り入れると、気づきと喜びの世界が開けます。目の前にあるのに、これまで気づかなかった世界です。

この本によって、みなさんが食べたり飲んだりという単純な行為の楽しさと喜び、豊かさと素晴らしさを再発見してくれることが、私の心からの願いです。そうすれば、「食べること」に真の深い満足を覚えるようになり、生涯食べることを楽しめます。

この本の使い方

この本には、マインドフルネスを取り入れて、食べることを楽しく健全なものにするための**23の練習**が紹介されています。はじめから順番に、毎週1つずつ、23週間かけて実践するのもいいと思います。この本の使い方は、いろいろと考えられます。

「9つの身体の声」の練習からスタートすると、最後に「身体の声を意識する」という練習があります。こうやって進めていくと、「食べたいという欲求」のさまざまな側面が理解できるようになり、食べものに手を伸ばす前に、あるいはさらに食べようとする前に、その「飢餓感」を素早く見きわめられます。

「9つの身体の声」とのパイプができると、食べものとの関係や食べ方が変わってきます。自分にとってもっとも身近な相棒である身体の声を聞き、それが持つ叡智を信じられるようになります。身体が頼もしい自分の味方になるのです。マインドフルに食べていると、食べることが不安や罪悪感の源ではなく、新たなエネルギー、自信、幸福の源になります。

また、みなさん独自のやり方で、たとえば現在のニーズにあう練習や、興味を引かれた練習を選んで、1日だけ試してみることもできます。ただ、それぞれの練習は、毎日同じものを1週間ほど続けるほうが、発見や気づきが得やすく、練習時間が集中するために、練習の内容が定着し、習慣化しやすいと思います。

・それぞれの章にはまず **「どんな練習?」** という練習の説明があります。
・その練習を1日、あるいは1週間忘れないための **「取り組むコツ」** が挙げてあります。
・次に **「この練習による気づき」** で、この練習を実践した人たちが気づいたことや、科学的、医学的研究によって明らかになったことを紹介します。
・**「さらに深い気づき」** は、練習を続けていくうちにみなさん自身が自然に悟っていくことでもあります。「9つの身体の声」のうちのいくつかの章には、それらの飢餓感を食べもの以外の方法で満たす方法を書きました。それぞれの練習は、「窓」のようなものと言ってもいいかもしれません。それを開ければ、「気づき」を得た生き方とはどのようなものなのかを、のぞき見ることができます。

・最後に載せた短い**「自分を変える言葉」**は、その練習の内容をまとめたもので、これを読むとさらにもっと知りたいという気持ちが起きると思います。

・練習がひと通り終わったら、209ページにある「最後に大事なポイント」のリストが役に立つでしょう。マインドフルに食べるための大事な原則や実践方法が、簡単に思い出せるようになっています。

この本はどうぞバッグなどに入れて、気軽に持ち歩いてください。そうすれば食事をするたびに、注意深く観察したり、発見したり、喜びを感じたりすることができます。

こんなふうに言うと、私がみなさんに何か特別の高度な食べ方をお伝えしているみたいですが、実際には、子どものころは誰でも、何の努力もなく楽しくマインドフルに食べていたのです。だからみなさんは、その能力をすでに持っています。単にそれを暗がりから引き出し、埃を払ってまた使えばいいだけなのです。

Mindful eating　人生を豊かにする食べ方の習慣　目次

装　丁　杉山健太郎
イラスト　橋本豊
ＤＴＰ　一企画

PART I

「9つの身体の声」――食べたいという欲求の9つの側面

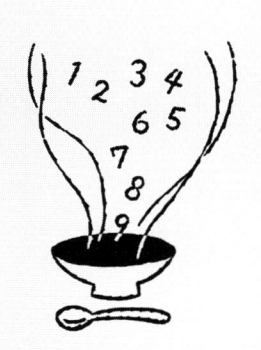

身体が発する「声」に耳をすませよう

「9つの身体の声」というのは、「食べたいという欲求」とひとくくりに表現されている状態の、9つの側面のことです。なぜその9つの側面が大事なのでしょうか？「食べたいという欲求」には、実は複数の感覚器官がかかわっています。目、鼻、口、胃、細胞、心、それに脳までが、私たちに「食べたい」と感じさせるシグナルを送ってきます。そのため、いったい自分の中の何が飢えているのか、よくわからなくなってしまうのです。しかし、飢餓感の各側面を個別に調べていけば、どの部分が訴えているのかを理解でき、食べることに関してよりよい判断ができるようになります。

「9つの身体の声」を理解することの例をお話ししましょう。肥満防止の外科手術を受けたある女性が、私にこんなことを話してくれました。

彼女は手術のあと、患者の自助グループのミーティングに参加したのですが、落ち込んだり、不満を漏らしたりする患者たちがたくさんいたそうです。「胃を縮める手術をすれば食べたいという欲求もなくなると思っていたのに、今もまだ食べたくてたまらない！」というのです。

しかしこの女性は、2年前に「マインドフルに食べる」研修に参加したことがあったので、手術で取り除けるのは「胃の声」だけだということを理解していました。目、耳、鼻、口の訴え、とりわけ「心の声」は、手術のあとも「ひもじい。何か食べたい！」と食べものを要求し続けます。

「心の声」に注意を向ける

重要なのがこの「心の飢え」です。辛い気持ちをなだめるために食べたとしても、それは一時しのぎにすぎません。心にあるどの感情が食欲をあおるのかを突き止めて、その感情に直接対処しなければなりません。心に飢えがあることに気がつかないと、その苦しさをなだめるために食べてしまい、やがて「内なる批評家」が、無茶な食べ方をする自分を非難しはじめます。それよって苦悩がさらに深まり、次のような悪循環が生まれます。

気分が落ち込む ⟶ 食べる ⟶ 食べすぎを悔やんで気分が落ち込む ⟶ もっと食べる

「マインドフルに食べる」ことを習うと、まず冷静になって、食べたいという衝動が起きる直前に、どんな感情が心を占めていたのだろうと考えられるようになります。その感情を突き止められれば、「無茶食い」よりましな方法で、それに対処できます。

たとえば、淋しかったのであれば、友だちに電話してみるとか、犬を抱きしめるといった方法があります。疲れてイライラしていたのであれば、ちょっと横になってひと眠りします。あるいは瞑想をしたり、散歩に出かけたり、新鮮な空気を深呼吸して、リフレッシュするのもいい方法です。

この「9つの身体の声」を探求するのは、なかなか楽しいものです。そして、得られた知識を基に、食べることに関して賢明な判断ができるようになります。

さあ、一緒に探究をはじめましょう！

練習　1

「目の声」——目が食べたがっている！

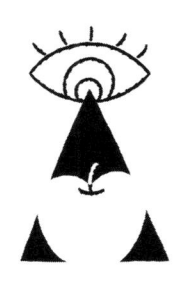

どんな練習？

この1週間、自分がどんな食べものを見たときに「食べたい」という欲求が起きるのか、気をつけてみましょう。雑誌の写真、店のメニュー、スーパーの商品、インターネットの映像、広告……どんな食べものに目が引かれますか。また、食卓についたとき、特にどの食べものに目が引き寄せられますか。

次に、食べようとするものを意識して眺めてください。ろくに見ないで食べるときと、何か違う感じがしませんか。自分で料理する人は、この1週間、特に気をつけて、目を引く食べものとはどういうものか考えてみてください。

取り組むコツ

目を描いた絵や、「目の声」と書いたメモを、弁当箱やいつも食事をする場所に貼っておきます。

そして、食に関する雑誌を1冊買って、毎日必ず目をやる場所に置いておきます。ベッドの脇のテーブルの上などがいいかもしれません。1週間、毎日パラパラと数ページ眺めます。どんな食べものが目に止まり、あなたの食欲を刺激しますか。

この練習による気づき

今あなたは、おいしいレストランで料理を食べ終わったところです。おなかもすっかりいっぱいです。もしかしたら少々食べすぎたかもしれません。

ウェイターが来て、にこやかに尋ねます。

「デザートはいかがですか?」

あなたは答えます。

「そうねえ、でもおなかがいっぱいで十分満足です。本当においしかった。もう食べられない。残った料理は持ち帰らせていただくわ」

あなたの言葉にいくらかの迷いを感じとったウェイターは言います。

「承知いたしました。今ご用意いたします。でも、デザートのトレイをちょっとだけごらんになりませんか？」

あなたの心が「まあ、見るだけならいいか」とささやきます。

ウェイターが、デザートのトレイを運んできました。チーズケーキのラズベリーソース添え、ホイップクリームがたっぷり載ったチョコレートムース、ホットアップルパイのキャラメルソースかけ、レモンタルトのチョコレートトリュフ載せ、などが華やかに並んでいます。

目が主張します。

「1つだけなら食べてもいいいんじゃない？」

口が賛同します。

「もちろん、いいよ！」

「目は胃袋より大きい」ということわざがありますが、まさにその通りで、**おなかが「もういっぱいだ」と言っているのに、目がもっと食べることを決めてしまいます。**

目というのは、何をどのくらい食べるかという判断に関して、強大な権限を持っています。これはおそらく、人類の進化の過程の大半を占める狩猟採集時代においては、食べものが非常に限られていたので、どんな植物や動物が食用になって栄養があるかを見きわめる能力が、生存にとってきわめて重要だったからなのでしょう。

人間の脳は、取り込まれたエネルギー全体の約25パーセントを必要とします。したがって、目にカロリーの高い食べものを見つけさせることが、脳にとって有利だったのです。学者たちは、スーパーやレストランで提供される過剰に豊かな食品、食べものをことさらに美化して見せる料理番組、そして特にソーシャルメディア上で食べものの映像が拡散すること（フード・ポルノと呼ばれています）などが原因で、肥満が増加してきたのではないかと指摘しています。こういうところで取り上げられる食べものは、ほとんどが高カロリーで脂肪分の多いものだからです。

２０１４年と２０１５年に、インターネットで検索される回数が2番目に多かったのは、食べものでした（1番はポルノ映像）。また最近の調査で、13歳から32歳の若者の63パーセントが、自分（あるいは他の人）が飲んだり食べたりしている食品の写真をソーシャルメディアに投稿したことがあるということが報告されています。

現在、インスタグラムだけで5400万枚以上の食べものの写真が公開されています。レストランの中には客が料理の写真を撮ることを禁じる店もありますが、無料で宣伝ができるということで撮影を奨励するところも多く、カメラのスタンドを提供する店まであります。

高カロリーの食べものの写真を見ると、食べたいという欲求がわいてくるかもしれません が、そういう写真映りのよい食べもののイメージばかりに触れていると、食事をするときに、現実の食べものの味や舌触りに十分に意識を向けなくなります。しかし、**食べものに十分に意識を向けることによってのみ、本当の満足感が得られるのです。**バーチャルな食べものは、身体はもちろん、心を満たすことはありません。

ところで、食品に青い色をつけることはほとんどありませんね。人間には、カビが生えているかもしれない食品に用心する本能があるからでしょう。変わった色に着色された食品に対し、人々は興味深い反応を示します。

ある実験で、レストランの照明を薄暗くし、食べものの実際の色がわからないようにして、参加者たちに食事をしてもらいました。その後、照明を明るくすると、ステーキは青色に、ポテトチップスは緑色に、豆は赤く着色されていました。すると実験の参加者たちの多くが、気分が悪くなったと訴えたのです。

また別の実験で、ストロベリージュースを緑色に着色して実験の参加者たちに飲ませたところ、27パーセントの人たちが「これはライムジュースだ」と答えたといいます。

また、別の研究で、**人はどのくらいの量を食べるかの判断を、目からの情報にゆだねているということも明らかになりました。**

ある実験で、鮮度の落ちたポップコーンを参加者たちに無料で提供したところ、LサイズのЕ容器でもらった人たちは、同じ量をMサイズの容器でもらった人たちに比べて21回多く手を突っ込み、173キロカロリー余分に食べたそうです。

食べものが大きな皿や容器で提供されると、より多く食べてしまう傾向があります。大きな皿に盛られた食べものは少なく見えるからです。アメリカ人が食べるのをやめるときというのは、皿が空になったときかテレビ番組が終わったときだそうですが、フランス人が食べるのをやめるときは、食べものが「それほどおいしいと感じられなくなったとき」だそうです。

広告の制作者たちは、「目が食べたがる」ということをよく承知しており、食べものの魅力を目に訴えかけるように撮る専門のカメラマンを雇っています。グルメ雑誌は、おいしそうな食べものの写真でいっぱいです。これを見たら誰でも、ボウルを取り出し、オーブンを予熱したくなるでしょう。また映画館に行くと、溶かしバターのかかったポップコーンやチョコレートバーが、スクリーンに大映しにされるので、売店に向かわずにいられなくなります。

さらに深い気づき

食べる量を減らしたいなら、それも目が助けてくれます。

目の錯覚を利用するために、小さめのお皿や鉢、小振りのフォークを使いましょう。また、「目の声」にコントロールされないように、料理を皿にとる場所と食べる場所を離すというのもおすすめです。料理がたくさん入った大皿や大鉢が目に入らないようにするのです。「見えないものは忘れられる」というのは本当だからです。目からくる欲望や食べたいもののイメージに油を注がないようにしていれば、欲望はやがてその力を失います。

目が「ほら、おいしそう。もう少し食べようよ」と要求してきたら、ちょっとひと呼吸して、胃袋に「もうすでにいっぱいでしょう?」と尋ねてみましょう。そして自分の身体に、この余分な食べものが細胞や臓器の健康に有益かどうか相談します。

食べものを食べなくても、目を通して自分を豊かにする方法は他にもあります。まず食べものを乗せる前に、お皿の形や色を眺めてみましょう。それから食べものをよそって、それが芸術作品でもあるかのように、鑑賞します。さまざまな色や形、表面の質感に注意を払いましょう。

目は美しいものを喜びます。食事のとき以外にも、1日に数回、2、3分ずつでいいので、まわりにあるきれいなものをじっくり眺めてみましょう。

美しい色の花、ゆっくりと動く影、机の上にあるものの色や形、歩道の上のきらきらする光など、何でもいいのです。

自分を
変える
言葉

「目の声」に負けてしまうと、不健全な食べものや、不適切な量を食べてしまいかねない。いろいろなところに存在する、目が喜びそうな美しいもので、目の飢えを満たそう

練習２

「触感の声」――食べものの触感に心が引かれる！

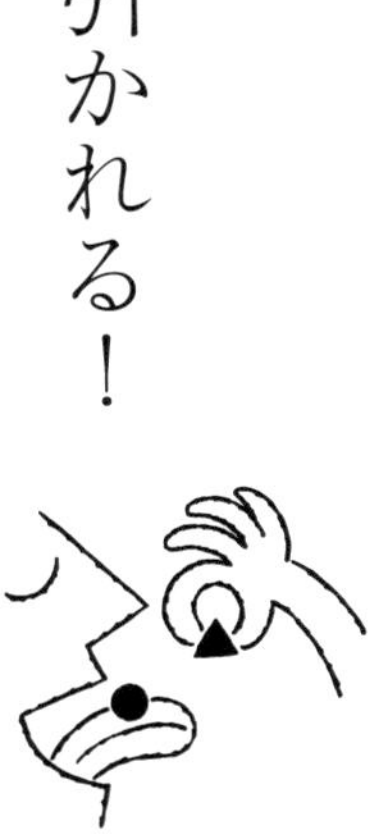

どんな練習？

この練習では、食べものの触感に注目します。なめらか、コリコリした感じ、クリーム状、デコボコ、柔らかい、かたい、パリパリした感じ、などです。少なくとも１日に１回、手を使って食事をしてみましょう（手を洗う温水や、おしぼりを用意して）。

取り組むコツ

指と舌の絵、あるいは「触感の声」と書いたメモを、いつも食事をする場所に貼っておきます。また、手で食べることのできるレストランを予約してみます。

この練習による気づき

「触感の声」には2種類あります。食べものを口に入れたときに感じるものと、指でつまんだときに感じるものです。

「触感」は、食べものや飲みものが口の中や喉にもたらす感覚を意味します。レストランでお客が、料理に不満を言って下げさせるときは、その多くが味よりも触感に問題がある場合です（フライがしんなりしているとか、肉がかたいとか）。

ワイン業界では、触感が非常に重要とされるようになってきました。ワインを飲んだときの感じを言い表す素敵な表現がたくさんあります。現在はワイン愛好家たちの間で「柔らかく、丸みがあり、広がりを持ち、豊かな」触感が人気だそうで、業界もさまざまな手法や添加物を用いて、そういう効果を出そうと努力しています。グリセリンやある種の酵母菌株を加えたり、オーク材のチップを入れて熟成させたりするのです。また、ワインメーカーは、ワインの粘度が高いほど甘く感じられるということにも気がつきました。

日本人は、触感を意識することに関しては世界のリーダー的存在です。触感を表す語彙は、英語には約75しかありませんが、日本語には400以上あります。

さて、どんな文化圏にも、手で食べても無作法とされない食べものがあります。アメリカなら、各種スナック、チーズの載ったクラッカー、ディップをつけて食べるチップス、フライドチキン、ハンバーガー、フレンチフライ、タコス、手羽のから揚げ、ピザ、トースト、クッキーなどでしょう。ご飯とカレー、マッシュしたコーンミールのピーナッツソースかけ、フィッシュソースをかけたパンなどは、アメリカ人は手で食べませんが、インド、マラウイ共和国、エチオピアなどでは、それぞれを手で食べます。

すべての食べものを手で食べる国も少なくありません。そういう国の人は、「ナイフやフォークを使うと、食べものを金属の武器で攻撃しているようだ」と言います。**手で食べるほうがずっと、マインドフルで親しみのこもった行為だというのが彼らの意見です。食べる量もよりよく調節できるし、食べもののおいしさもよくわかると言っています。**

手で食べるにはいくつかの決まりがあります。食前と食後に手をよく洗うことと、食べるときには右手のみを使うことです（左手は身体の衛生管理に使います）。普通は手の指で小さく丸めたご飯や平たいパンをつまみ、それを野菜や肉の入ったソースに浸して口に入れます。

料理の入った大皿を中央に置き、それを囲んで座ります。他の人の皿に、ひと口分の料理を載せてあげることもあり、食べものを分けあったりおしゃべりをしたりすることで、温かい親密な雰囲気が生まれます。

エチオピア料理のレストランではたいてい、お客に伝統的なエチオピア式の食べ方をすすめます。また大都市のインド料理店でも、最近はスプーンやフォークを、お客が要求したときだけ出すようにしているようです。

チャレンジ精神のある方は、食事を一度すべて手で食べてみてはどうでしょう。最初は奇妙な感じがするかもしれません（スープの場合は、スプーンを使うか、ボウルから直接飲みます）。自宅ではやりたくないということなら、インド料理、中東料理、エチオピア料理などのレストランに行くといいでしょう。ウェイターに手で食べるコツを教えてもらえます。**食べるスピードが遅くなり、食べものに注意を払うようになり、触感の喜びが感じられるということを、自分で確かめてみてください。**

赤ちゃんは手づかみで食べるのが大好きですから、親は、赤ちゃんの髪や服や床に飛び散った食べもののあと始末が大変です。しかし、**最新の研究で、赤ちゃんに手で自由に食べさせると、より健康的な食品を選んで適正な量を食べるので、太りすぎることが少ないということがわかっています。**幼い子どもはそのようにして、節度を守って食べることを自ら学びます。脳の「食欲調節機構」が、ここで食べるのをやめようと判断してシグナルを送るようになるからです。

大人が「これはどうしても食べさせなくては」と強制したり、器を空にしたいために「ほら、もう少し」と無理に食べさせたりすることは、子どもに身体が送ってくる「これで十分」という叡智のシグナルを無視することを教えているようなものなのです。

さらに深い気づき

人間は、身体に触れられると元気になります。研究の結果、人から触れられる経験ができずに「スキンシップの飢え」が起きると、さまざまな身体的・心理的問題が生じることがわかっています。

マッサージは、多くの身体症状に効果があります。たとえば高血圧、ぜんそくの子どもの肺機能、パーキンソン病患者の身体機能、糖尿病患者の血糖値、不安、うつ、痛みなどが改善されるといいます。薬品でこれほど多くの効能を持つものがあったとしたら、「奇跡の薬」と呼ばれるに違いありません。これらの効果は、ストレスホルモンのコルチゾールを低下させることと、気分をよくするホルモンのドーパミン、セロトニン、オキシトシンなどを増加させることによる作用と考えられています。

「触感」というのは、ふだん食事をするときにあまり注意を払う感覚ではありませんね。意識するとしたら、嗅覚や味覚がほとんどでしょう。しかし、「歯ごたえ」とか「舌触り」といった言葉で表現している触感は、時に大変重要な働きをします。

フニャフニャのポテトチップスを噛んだときの落胆を想像してみてください。手触りや触感に意識を向けると、食べるという経験がより豊かなものになります。チョコレートを食べるときは舌の上で溶けるなめらかさを、ホイップクリームはそのふわふわした舌触りを、ナッツや生の人参はそのカリカリ感を、しっかり楽しみましょう。

近代社会では清潔さが重視されるので、手で食べることも、最初はやっかいで不潔な奇妙な食べ方に思えるかもしれません。しかし、インドの伝統的医学であるアーユルヴエーダは、食べものを指でつかむと、ある種の栄養が実際に皮膚を通して吸収され、消化にかかわるホルモンを出させるのだと教えています。それにより、少ない食べもので満足感を得られると考えられているのです。また手で食べると、食べるスピードが落ちるので、食べすぎることがありません。

食べものの触れる感じを意識しながら食べると、手だけでなく唇や舌の繊細な触感にまで意識を広げることができます。

歯の間に小さな食べもののかけらが挟まると、舌がそれを探り当てて、繰り返しかき出そうとがんばることもわかります。

小さなチョコレートを口に入れて、それが溶ける感覚を味わってみてください。次に2つ目、3つ目のチョコレート片を口に入れて、味わいや喜びがどう変化するかも見てみましょう。

食べること以外にも、触感を通して自分を豊かにする方法はあります。たとえば自分自身を優しく抱きしめてあげましょう。身体のどこかに痛いところがあったら、そっとマッサージします。温かいシャワーを浴びたり、ゆっくりとお風呂に浸かったりすれば、水に対する触感も開かれます。

自分を
変える
言葉

食べものが手に触れる感じや口に入れたときの触感に、意識を向けながら食べよう。そうすれば食べることが、さらに楽しい、心満たされる経験になる

練習3

「耳の声」——耳がおいしい音を聞きたがっている!

どんな練習?

食事やおやつを用意したり食べたりするとき、無言でそれらを行ないます。そして、耳に聞こえてくるすべての音に意識を集中させます。

単にトースターでパンを焼くだけでも、ずいぶんいろいろな音がするものです。スイッチを押し下げるカチャっという音、焼けたパンが飛び出すポンという音、ナイフでバターを切る音、トーストを最初にかじったときのパリッという音、口の中からも、噛んだり飲み込んだりする音が聞こえるでしょう。

誰かと一緒に食卓に座っているときや、カフェやレストランで食事をしているときには、ほんの2、3分でいいので食事が生み出す音楽に耳を傾けてください。自分が現代音楽の作曲家で、新しい前衛交響楽のアイデアを得ようとしていると想像するといいかもしれません。どんな音が聞こえてくるでしょう。フォークやナイフが陶器の皿に当たる音、椅子の脚が床をこする音、近くのテーブルから聞こえる低い話し声、どこかで鳴っている携帯の音。案外素敵な、あるいは愉快な音楽に聞こえませんか。

取り組むコツ

耳の絵を描いた絵、あるいは「耳の声」と書いたメモを、弁当箱や食卓の近くに貼っておきます。

この練習による気づき

私たちはふだん、食べるときの音をほとんど意識しません。しかし、**食べるときに耳に届いてくる音は、食べることを楽しむためにきわめて重要であることが、明らかになりました。**食べものの中には、生のニンジンやポテトチップスなど、食べるときに音が出るのが当然と思われているものもあれば、プリンやアイスクリームなど、音がしないのが当然と思われているものもあります。

オックスフォード大学のチャールズ・スペンス博士は、複数の感覚器官が互いに影響を及ぼしあうという現象に関する専門家で、イグ・ノーベル賞（人々を笑わせ、そして考えさせる奇抜な想像力に富んだ研究に贈られる賞）を受賞しています。

博士は、ポテトチップスを食べている人に、さまざまな音程と音量のパリパリ音を聞かせて、それによってチップスのパリパリ度や新鮮さに対する認識がどのように変わるかを研究しました。

まったく音がしなかったり、パリパリ音の音程が適切でなかったりすると、人はそのチップスが湿気ているとか、新鮮でないと判断します。また、クリーミーなプリンを食べているときに急に口の中でカリカリと音がすると、私たちは「何か異物が混じっているのではないか」とか、「虫歯の詰めものがとれたかもしれない」と不安になります。

私たちは、カリカリ、シャキシャキ、パリパリなどの音がする食べものを非常に好みます。それらの音が、食べものが新鮮であることを教えてくれるからです。

このように、**食べることの喜びの一部は、食べるときの音からきています。**実験の参加者に目隠しをして、イヤホンでホワイトノイズ（あらゆる周波数成分を同等に含む雑音）を聞かせながら食べてもらうと、雑音のボリュームが上がるほど、食べているものの塩味や甘味まで感じにくくなるといいます。飛行機や宇宙船の中など、周囲の雑音が大きい場所では、食べものをおいしく感じさせるために味を濃くしなければならない理由も、これで説明がつきます。

レストランによっては、不快なほどの大音量の音楽を流していて、とても騒がしいところがあります。友だちと話すのに、相手の唇を読まなければならないほどです。これはもしかしたら、レストランの策略なのかもしれません。騒音がひどく、自分が食べたり飲んだりする音も聞こえないと、人はより多く食べてしまい、お酒を飲むペースも上がります。また音楽がうるさいと、おしゃべりの声も自然と大きくなるので、（人によっては）興奮してエネルギーに満ちた気分になります。それに比べ、一流のレストランは大概静かなものです。お客にリラックスしてゆっくりと食事をしてもらいたいと思っているからです。

さらに深い気づき

犬や猫は、エサの缶を開ける音を聞くと走り寄ってきます。人間もまた生きものですから、条件反射が作られます。みなさんはどんな音を聞くと食欲がわきますか？　ポップコーンのはじける音？　ベーコンがチリチリ焼ける音？　チップスの袋を破く音？　冷蔵庫のドアが開く音？　人がおいしかった料理のことを話すのを聞くとき？

「耳の声」には、食べものや飲みものの話を聞いたときに食べたいという欲求が生じることも含まれます。

ある実験で、ウェイターが実験参加者に、一方のワインはカリフォルニア州の新しいワイナリーのもの、もう一方はノースダコタ州の新しいワイナリーのものだと説明します。実はどちらの瓶にも同じワインが入っているのですが、ラベルの州の名前だけが変えてあります。多くの参加者たちは「カリフォルニアワイン」のほうが「ダコタワイン」よりもおいしいと評価して、より高い代金を払おうとしました。**耳から入った情報によって期待が生じ、それによって味を吟味して、判断する能力が妨げられたわけです。**

食べもの以外にも、耳を通して自分に栄養を与える方法があります。「音を聞く」という素敵な瞑想もその1つです。静かに座り、目を半眼もしくは閉じて、聞こえてくる音に耳を開きます。音の正体を特定しようとしたり、それについて考えたりしないようにします。知らない星から奇妙な面白い音楽が聞こえているような気分で聞きます。まずははっきりした音を聞き、次はさらに微かな音を聞きとろうとしてください。打楽器のような音が聞こえますか？　高い音は何か聞こえますか？　低い音は？　音と音の間にも耳をすませましょう。まったく音のない静かな時間というのはあるでしょうか。

気持ちが焦っていたり不安だったりするときには、今やっていることをいったん完全にやめて、1分か2分、まわりの音に耳をすませてみましょう。思考を手放して自分自身をリセットし、心の状態を整えて先に進むことができます。

自分を変える言葉

耳を周囲に開きさえすれば、音楽はあらゆる場所に満ちている。私たちはいつでもコンサートのただ中にいる。単に、演奏している楽器がちょっと変わったものだというだけだ

練習 4

「鼻の声」――おいしそうな匂いが欲求をそそる！

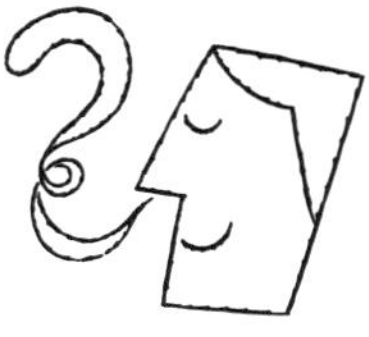

どんな練習？

何かを食べるときや飲むときに、ちょっと手を止めてその香りを嗅《か》いでみます。お行儀よくしなければならない場でないなら、食べものに顔を近づけたり、器を鼻の近くに持ち上げたりして、目を閉じて嗅いでみましょう。いったんそれを遠ざけて鼻をリフレッシュさせ、もう一度嗅いでみます。感じた香りを言葉で表現してみましょう。

取り組むコツ

鼻で香りを嗅いでいる絵や、「鼻の声」と書いたメモを、弁当箱や食事をする場所に貼っておきます。

この練習による気づき

私たちが「あ、これおいしい！」と言うとき、実は主にその食べものの匂いのことを言っているのです。私たちの舌はたった5種類の味覚しか感じとれません。甘み、塩味、酸み、苦み、それにうまみです。それ以外で私たちが「味」と呼んでいるものは、実際には「匂い」なのです。

ふだんは、嗅覚というもののありがたさを十分に認識していません。風邪を引いたりしてそれを失ったとき、はじめてわかるのです。食べることが大好きであれば、嗅覚を失ったら、それこそとても苦悩するでしょう。食べものの匂いがわからないと、味もほとんどわかりません。匂いがないと、食べものの微妙な味わいが失われてしまうのです。食べることが、身体に必要なエネルギーを供給するためだけの行為になってしまいます。

一方で、匂いを感じる能力を失った人は、自分が感じとれるものに、よりいっそう注意を払うようになるのが興味深いところです。それは、舌が感じる基本の5つの味覚と、それぞれの食品が持つ柔らかさやツブツブ感などの触感です。しかし一般的には、この5つの味覚とわずかの触感だけでは、飽きてしまいます。

食品業界は、「匂いが欲求を生じさせる」ことをよく承知しているので、それを使って誘惑しようとします。パン屋、コーヒーショップ、ファストフード店、シナモンロール店などは、その前を素通りするのが困難なほどいい匂いを、通路いっぱいにまき散らしています。

また、人は「適正な」匂いがするものを、よく食べる傾向があります。ある実験で、味つけがされていないオートミールを、シナモンやレーズンの香りをつけたプラスチックのボウルと、マカロニ＆チーズのように「あわない」匂いをつけたボウルに入れて参加者に提供したところ、参加者は前者のオートミールのほうをたくさん食べました。

私はもうチョコレートは食べないと決めているのですが、チョコレートトリュフなどを来客に出すときは、１つ手にとって大きく息を吸い込み、その香りを楽しむことにしています。食べるのと同じくらい楽しめます。

さらに深い気づき

鼻の奥にある匂いに反応する細胞は、原始脳にある感情や記憶を処理する中枢からごく近い場所にあり、信号が直接伝わります。そのため、匂いは条件づけられた欲望や嫌悪感のような反応を、強烈に引き起こすことがあります。これらは無意識の反応で、本人がその匂いに気づいていないときでも起こり得ます。

また、嗅覚を永久的に失ってしまった人は、抑うつに陥ることがあります。食べものの匂いを楽しむという喜びが失われるからです。それに、火事になっても煙の臭いがわからないのではとか、自分の身体が臭くても気がつかないのではとか、傷んだ食品を口にしてしまうのではなどと、不安にもとらわれます。

人間の舌はわずか数種類の味覚しか感じとれませんが、鼻は数千種類の匂いを嗅ぎ分けられるといいます。何らかの物質の分子がたった1つでも、人の鼻はそれをとらえます。研究によれば、女性の嗅覚は男性の嗅覚よりも鋭敏だそうです。女性は男性の気を引こうとして香水をつけたりしますが、それは努力とお金の無駄かもしれません。調査で男性が心惹かれると答えた香りは、こんがり焼けたトースト、バニラ、直火焼き肉など、すべて食べものの匂いだったからです。

食べること以外にも、嗅覚によって自分を豊かにする方法があります。「歩く瞑想」

というものを試してみてください。歩きながら匂いに意識を集中します。家にいる場合には、石鹸、粉末洗剤、ローション、化粧品など、いろいろな商品の匂いを嗅いでみましょう。

また、さまざまなスパイスの瓶を開けて香りの違いを確かめます。感じたことを、言葉で表現できますか? スパイスの中には、香りを嗅いだだけでリラックスして、気持ちが落ちつくものや、気持ちが高まり、力がわいてくるようなものもあるでしょう。あるいは以前の記憶が呼び戻されるかもしれません。

自分を
変える
言葉

食べものの香りを意識するようになると、
食べるという経験が大変豊かなものになる。
自分を取り巻く世界のさまざまな香りに気づきはじめると、
そこに生きているこの人生もまた、豊かなものになる

練習 5

「口の声」――口が「何か入れて」と要求する！

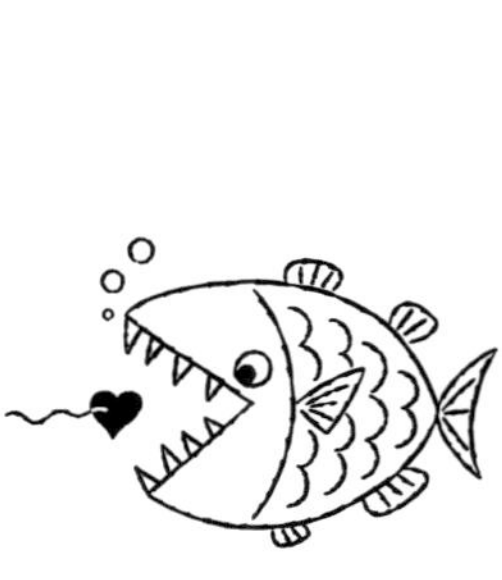

どんな練習？

目の前にあるものを無造作に口に入れる前に、ちょっと待ってください。まず食べものをしっかり見て、それから自分の口がその食べものを欲していることを意識しましょう。

口の要求の強さに、0から10で点数をつけます。特に欲していない状態が0、「何でもいいから早く食べたい！」という状態が10です。食事をしている間、5分ごとに、口の要求の強さをチェックします。どんな変化が感じられますか？　しゃべったり、何かを読んだり、テレビを見たりせずに、食べることだけに集中していれば、この要求の強さの追跡調査はそれほど難しくありません。

「口の声」の意識を広げるには、こまめに口に注目することです。口は「何か口に入れてよ」と伝えるのに、どんなシグナルを発していますか？ どんな感覚によってそれがわかりますか？ 自分の口に「何がほしいの？」「それはなぜ？」と尋ねてみてください。塩からいもの、甘いもの、酸っぱいもの、カリカリしたもの、クリーム状のもの、どういうものを要求しているのでしょう。もしかしたら、食べたいのではなく、単に喉が渇いているだけかもしれません。

取り組むコツ

口の絵を描いた紙か、「口の声」と書いたメモを、食事をする場所に貼ります。

この練習による気づき

口は刺激を欲します。それも変化する刺激でなければなりません。塩からいトルティーヤチップスもはじめは喜びますが、すぐに飽きてしまい、そこにサルサソースを載せたいとか、クリームディップをつけたいと要求します。

自分の口に「今日はもう十分いろいろな味覚を味わったでしょ？」と聞いたら、おそらく「そんなことないよ。何かもっと他に目新しい食べものはないの？」と答えることでしょう。**口は「満たされることのない欲望の淵」なのです。**すっかりおなかいっぱいで、むしろ食べすぎたと思っているのに、ウェイターがデザートのトレイを運んでくると、目と口が同時に「あ、それならまだ食べられる！」と叫びます。

食品メーカーは、口がどういう味や舌触りを好むのかよく知っていて、そういうものをうまく組みあわせます。ちょっと塩味のキャラメルアイスクリームにナッツを載せたりして、甘み、塩味、クリーミーな舌触り、カリカリした歯ごたえがすべて味わえるようにします。

食品メーカーはまた、目が読みとったものを通して口にアピールする方法も知っています。今日、私はスーパーに行ったのですが、棚の上に「クランチー・フレーミン（火を吐く）・ホット・チートス」というものを見つけました。袋にはチップスから炎が立ちのぼっている絵が描かれています。「チーズ・エクスプロージョン（爆発）・ドリトス」「ギラデリ・インテンス（強烈）・ダーク・ラズベリー・ラディアンス（発光）・チョコレート・バー」「ケロッグ・クレイブ（切望する）・ダブル・チョコレート・ブレックファスト・シリアル（おそらくチョコレートバーと同じくらいの砂糖が使われている）」などのネーミングの商品も同様です。

今、食卓に座って、お気に入りのソースがかかったパスタを食べようとしていると想像してみてください。最初のひと口の何とおいしいこと。２口目も同じようにおいしいでしょう。あなたは味つけをほめ、ふと以前に行ったいいレストランのことを思い出して、そこで食べた最高のパスタについて同席している友人たちに語りはじめました。はっと気がつくと、すでに目の前の皿は空です。そこにあったおいしいパスタはどうなってしまったのでしょう。

おいしさを味わったのは最初の2、３口だけで、あとはまったく覚えがありません。おしゃべりに夢中になっていたからです。今ここにある、あるいは口の中にある「現実の食べもの」を味わうかわりに、過去の食べものの記憶を追っていたのです。

これでは口の要求は満たされません。口はさらに食べものを要求します。そしてまた、おしゃべりしたりテレビを見たりしながら食べたら、なお奇妙に満たされない感じが残り、さらに何か食べたくなってしまうのです。

これはマインドフルと正反対の「マインドレス」な食べ方です。口の欲求の言いなりになると、誰でもこういうマインドレスな食べ方をしてしまうことがあります。でもこれは、方法を知れば変えられます。毎日少しずつでも、マインドフルに食べる時間を持てるようになると、まわりの世界も自分の内部も、これまでと違って感じられると思います。

マインドレスに食べて、3度目のおかわりをするころには、おなかが苦しそうな声を上げはじめます。それでも口は、さらに食べものを味わいたいと要求するかもしれません。しかし、気の散らない静かな環境で、口の中に意識を置きながら食べていたら、おそらく最初の1皿で十分に満足できたはずなのです。口の要求を満足させるカギは、そこに**意識を集中させること**です。食べものの舌触り、口の中での移動、香り、音、味覚を意識的に味わいながら、食べたり飲んだりしてみてください。

さらに深い気づき

以前、あるポテトチップスの広告に「口の中のパーティ」という言葉が使われていました。本当の意味で口の中のパーティを味わうのなら、あんなに強烈な味つけは必要あります。**必要なのは意識がそこにあることです。**口が求める味覚の刺激を満たすには、食べものを口に放り込んで、噛んで飲み込むだけでは駄目なのです。

満足感を覚えるためには、口の中で何が起きているかを、脳が認識できなければなりません。気持ちが他のことに向いていたら、何を食べても同じです。気持ちがそこにあって、好奇心が働いていれば、たとえ自分の好きな食べものでなくても、驚くほど興味深い経験ができます。

練習によって、**食べることに意識を集中できるようになると、より健康的な食べものを、適切な量だけ食べるようになることが、研究の結果明らかになっています。**

「マインドフルに食べる研修」に参加したある男性はこう言いました。

「食べることは、何にも増して大きな喜びを与えてくれる行為だということがわかりました。その経験を、１日に数回も味わえるんです。これに注意を払わないなんて自分への裏切りですよ！」

まったくその通りです。

「満足感」と「満腹感」は別物です。満腹感は、腹部が引っ張られたり圧迫されたりする身体的感覚です。満足感というのは精神的な感覚で、心の安らぎや穏やかさです。満足感は食事の量に比例しません。同じ研修に参加したある女性は、その後1年ほどで、15キロほど体重が減ったそうです。どうやって減量に成功したと思いますか？

彼女は、自分に「なぜ食べるのか？」と尋ねたのだそうです。答えは「気持ちを落ちつけたいから」でした。そこで彼女は、気持ちが落ちつくまで食べて、そこからあとは食べないと決心しました。特別のダイエットも、厳しい食事制限もしませんでした。単に食べる速度を落として、自分の心の中のざわざわした感覚を感じとり、食べるうちにそういう感覚が落ちついていく様子がわかるようにしたのです。落ちついたら、そこで食べるのをやめます。

私たちはみな、忙しい生活をしているので、時には大急ぎで食べなければならないこともあります。でも、少しの時間を割いて、食べものや飲みものの最初の何口かを十分に味わい、口の望みを満たしてあげることは誰にもできます。それによって、食べることの喜びや満足感がもたらされるので、食べることに意識を向ける時間をさらにもっと増やしたくなるでしょう。

自分を変える言葉

口の中のパーティを楽しみたいなら、何よりもまず、そこに「意識」を招待しなければならない

練習6

「胃の声」――胃袋が食べものを要求している！

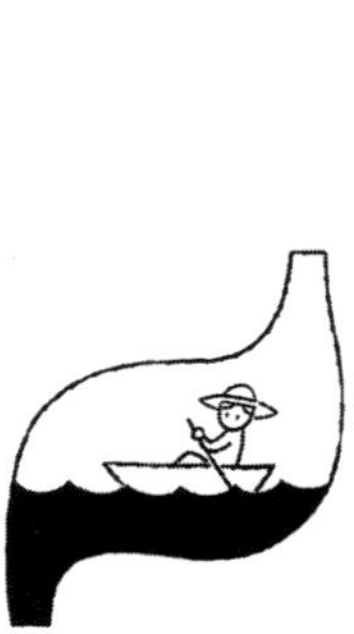

どんな練習？

一般的に「おなか」とか「腹」と呼ばれている部分の感覚を意識します。食べる前に、胃のあたりに注意を持っていき、「どのくらいいっぱいか？」と尋ねてみましょう。「空っぽ」「4分の1くらい」「半分くらい」「4分の3くらい」「完全にいっぱい」、あるいは「いっぱいを通り越して食べすぎの状態？」。それからさらに、「今食べるとしたら、どのくらいの量なら楽に対応できる？」と聞いてみます。「1カップ分」「2カップ分」「3カップ分」「4カップ分」、あるいは「もっとたくさん？」

食事を半分まで食べたら、胃袋にもう一度同じ問いかけをします。さらに食べ終わったあとにも尋ねてみましょう。食べたい欲求と、おなかがいっぱいという感覚について、胃はどんな返事を返すでしょうか。

取り組むコツ

簡単な胃の絵や「おなかに聞いてみよう」と書いたメモを、食卓やいろいろなところに貼っておきます。

この練習による気づき

私たちが空腹と感じるとき、そのシグナルの多くは胃から送られます。グーとかキュルキュルと音を立てたり、収縮したり、鈍く痛んだりします。それは胃が「空っぽでたまらないよ!」と主張しているのです。医者のくせにこういうことを認めるのは恥ずかしいのですが、**私はマインドフルに食べるようになるまで、「胃は食べものを味わえない」ということに気がつきませんでした。**

胃には味を感じる味蕾《みらい》がありません! でも、つい「このおいしいものを食べたら、きっと胃も喜ぶだろう」などと考えがちです。本当は胃にとって、味はどうでもいいのです。

胃が気にするのは、単に「量」だけです。胃袋がどのくらい引き伸ばされるかということです。しかし慢性的に食べすぎていると、胃が発する「おなかがいっぱい」というシグナルを感じる能力が失われます。そうなると、送り込んだ大量の食べものを消化するのに、胃は時に何時間も働き続けなければならず、大変な労働を強いられるのです。マインドフルに食べると、胃との対話を取り戻すことができ、優しく扱えるようになります。

マインドフルに食べる練習をはじめたばかりの人は、「おなかに向かって、今どのくらいいっぱいかとか、あとどのくらい食べられるかと聞いても、答えが返ってこない」などと愚痴をこぼすことがよくあります。

それでも、根気よく尋ね続けていると、1日か2日たったころ、その答えを聞きとる、というか感じとることができるようになります。これは実に素晴らしいことです。今まで自分以外の、ダイエットの本や、テレビに出てくる有名人や映画スターの言うことばかり聞いていたのが、今はじめて自分の内面、つまり身体や脳や心がもともと持っている「叡智」に判断を仰ぐようになったということだからです。

「胃が満腹のシグナルを出していても、食卓に出されたものはすべて食べるものだと思っていた」と気づく人もいます。そういう人たちは、12時とか夕方の6時になると、「食事の時間だから」というだけの理由で食事をします。

コロンビア大学の研究者たちの研究によれば、**肥満傾向の人たちは、胃からのシグナルを無視し、食べものの見栄えや、時刻など外的な要因に影響されて食べる傾向が、太っていない人たちに比べてはるかに高いといいます。**実際には午前10時なのに、時計をわざと進めて12時にしておくと、肥満傾向の人たちは通常の量のランチを食べてしまいます。平均的体重の人たちは、そういうことはありません。外部のシグナルではなく、体内からのシグナルに波長をあわせているので、おなかの空き具合が正しくわかるからです。

研究によれば、3歳の子どもは、大盛りのマカロニ&チーズを与えると、もう十分食べたと感じたところで、食べるのをやめるそうです。しかし5歳の子どもになると、何とか全部食べなくてはと、けなげにがんばります。大人が、「残さずに食べなさい」とか「アフリカや中国やインドには、食べたくても食べられない子たちがたくさんいるのよ」などとプレッシャーをかけて食べさせるので、子どもの自然な食欲調節機構が歪んでしまうのです。

おなかがいっぱいかどうかがわかるというのは、赤ん坊や幼い子どもでも持っているスキルです。しかし、長年必要以上に食べ続けていると、体内の臓器が絶えず送ってくるシグナルを無視する習慣がついてしまいます。でも、うれしいことに、昔知っていたスキルを単に学び直せばいいだけのことで、特に新しいわざを発明する必要はありません。

さらに深い気づき

沖縄は世界でも有数の、長寿の人が多い地域です。彼らは「腹八分」という言葉をよく使います。これは、「おなかの8割がいっぱいになるくらいまで食べる」という意味です。この8割で、人の健康は十分に保たれます。いつも10割まで食べていたら、医者を儲けさせるだけです。**食事中に数回、胃と相談する習慣ができると、ほとんどの人が、今まで普通に食べていた量よりも少ない量で十分に満足できていたのだと気づきます。**

それまでは目と口が共謀して、胃の意見を無視し、「もっと食べよう」とか「おかわりをしよう」と決断を下していたのです。

「マインドフルに食べる研修」に参加したある男性はこう言いました。

「これまで、胃に対して、まったく無礼なことをしてきたんですね。これからは、胃の意見を尊重します」


私たちは自分の身体が思い通りに機能しないと不機嫌になりがちです。

「以前は平気で400グラムのステーキを平らげたのに」

「前は激辛の食べものが平気だったのに」

「何で炭酸飲料を飲むと胃もたれするの?」

10年前にできたことができないと、自分の身体に対して不満を持つのです。

イライラや不満にさらされていたら、何だって元気を失います。私たちの身体も、この世のすべてのものと同様に、時とともに変化しています。その**変化に気づき、それにあわせていけば、私たちはずっと気分よくすごせるのです。**胃の声を聞いて、ちょうどよい量の良質の食べものを送り込み、食事と食事の間に十分休ませてやれば、胃も心もずっとハッピーでいられます。

身体は生涯かけがえのない伴侶です。命のために、昼となく夜となくせっせと働いています。できるだけ大事に扱ってあげなくてはなりません。

胃に、愛と思いやりという滋養を届ける簡単な方法があります。これは中国の伝統的な体操である「気功」から生まれたもので、身体のエネルギーをバランスさせ、リラックス効果や健康促進効果があります。まず、おなかに手を置いて、優しく円を描いてなでます。少しずつ輪を大きくしながら、24回なでましょう。それから逆方向に、今度は少しずつ輪を小さくしながら、24回なでます。終わったら手をおなかの上にそっと置いて、1分間休ませます。

自分を
変える
言葉

自分の胃と仲良しになる。
常にアドバイスを求め、それにしたがう。
必ず、より健康になる道に導いてくれるはずだ

練習７

「細胞の声」――身体の細胞がシグナルを発している！

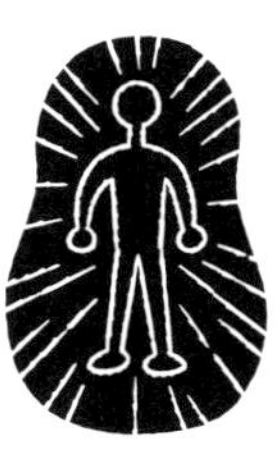

どんな練習？

１日のうちに何度か、自分の身体、特に下半分に意識を持っていきます。身体の細胞全体に向かって「今、何を食べる（飲む）のがいいと思う？」と問いかけてみましょう。

空腹でないときに、スーパーの食品売り場を歩いてみます。店内の壁ぞいには、加工されていない生鮮食品が置いてあることが多いので、そこに沿ってゆっくりと歩きます。さまざまな食べものを眺めながら、自分の身体に、「今、身体のためにどんなものが必要だろう？」と尋ねます。

取り組むコツ

身体の絵や、「細胞の声」と書いたメモを、食事をする場所に貼っておきます。あるいはアラームを、1日に何度かアットランダムな時間に鳴るようにセットしてもいいでしょう。アラームが鳴ったら、ちょっと手を止めて同じ質問をします。「身体のために今どんな栄養が必要だろう?」

この練習による気づき

私たちは赤ん坊のころ、いつ食べていつやめるかを、自分の身体から発せられるシグナルによって知っていました。そのため、選択肢さえあれば、どんなものを、どのくらい身体が求めているかを知る本能を持っているはずです。

しかし、**成長するにつれ、正しい判断を迷わす内外の声が、何をどのように食べるべきかを押しつけるようになり、そのためにこの「内なる叡智」が失われていきます。**親、友人、食品コマーシャル、健康講座、科学的研究、ダイエット専門家、映画俳優の容姿、鏡に映る自分などから、相反するあらゆるメッセージが送り込まれます。これらのメッセージによって欲求もルールも混乱し、自分の内部に批評家が生まれ、単に必要な分だけを食べるということができなくなるのです。

食べものとの健康的でバランスのとれた関係を取り戻すためには、意識を自分の身体の中に向けなければなりません。そうして**身体から常に発信されている「何が必要か」「どのくらいで満足か」という声を聞きとれるようにします。**「細胞の声」を聞きとることが、マインドフルに食べるための主要なスキルです。

たとえば秋になると、食欲が増進しますね。これは季節に伴う「細胞の声」です。気温が下がりはじめると、身体はそれまでより多くの食べものを要求します。現代のように、十分に暖房のきいた家で暮らせるようになるまで、身体の欲求を聞いてそれに応えることは、生存のために不可欠な行動だったのです。脂肪の層を厚くして、臓器を冷えから守らなければならないからです。体内の熱源を維持するためには、より多くのカロリーが必要です。特に妊娠中や授乳中の女性たちは多くのカロリーを消費するので、食べものが足りなくなったときのために、予備の脂肪も蓄えておく必要がありました。

現代の私たちも、病気になったときには、身体の要求がはっきりと聞こえます。ひどい下痢がようやく収まりかけたときなど、身体の細胞は、チョコレートソースがべっとりかかったバナナスプリットや、脂っこいハンバーガーなどには見向きもしません。おそらく「具のないコンソメとクラッカーがほしい」と要求するでしょう。また、ひどい風邪を引いているときには「オレンジジュースが飲みたい」などと言うと思います。

さらに深い気づき

身体には「叡智」が宿っていて、私たちがそれを聞きとれさえすれば、何が必要かについて多くを教えてくれます。しかし残念なことに、成長するにつれて、身体の要求が耳に入らなくなっていきます。

口は「キャンディの甘味がほしい」と要求し、心は「感謝祭に家族で食べたあのグレービーのかかったマッシュポテトが食べたい」と欲し、脳は「ダイエットを守らなきゃ！」と言います。私たちは、これらの声には耳を傾けますが、身体の意見はほとんど聞きません。でも、**ちょっと意識して耳をすましさえすれば、身体は常にシグナルを発していることに気づくのです。**

空腹感とよく間違うのが「喉の渇き」です。こんな時間におなかが空くのは変だと思ったら、何か飲んでみてください。温かい穏やかな飲みものを飲めば、心の渇きまでも満たされることがあります。

マインドフルでいると、「細胞の声」を敏感に感じとれるようになるので、身体が本当に必要としているものと、単に口や脳がほしがっているものを、区別することができます。

身体の声に注意深く耳をすますようになると、やがて動物たちのように、その食べものが自分に必要かどうかを見きわめられるようになります。

身体の細胞がカリウムを要求しているときには、バナナが食べたくなります。ベータカロチンが不足すると、ニンジンが食べたくなり、タンパク質や鉄分が不足していると卵や肉が食べたくなり、ビタミンCが不足しているとオレンジやグレープフルーツが食べたくなり、マグネシウムが不足するとチョコレートが食べたくなり、オメガ3脂肪酸が不足しているとアマニやスベリヒユや青魚がほしくなります。飢えと渇きの違いもはっきりわかるようになります。

「細胞の声」が聞きとれるようになるには、ある程度練習する必要があります。でも必ずできるようになりますから、少しの辛抱です。自分の身体に、何が必要かを尋ね続けてください。

自分を
変える
言葉

身体が何を要求しているかを聞きとる練習はとても簡単。食べる前にちょっとひと呼吸置き、注意を体内に向け、「身体がその役目を果たすために、今何を必要としている？」と尋ねてみよう

練習8

「脳の声」——脳からの指令が乱れ飛んでいる!

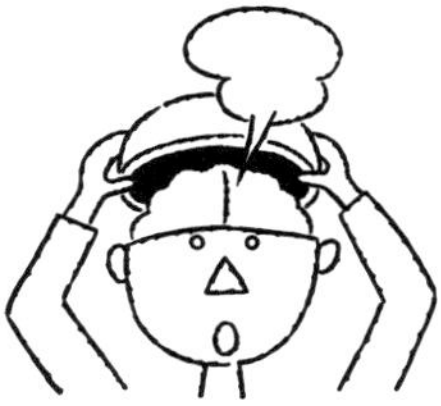

どんな練習?

脳が、食べものや飲みものについてどんなことを言っているか、意識します。何を食べるべきか、何を食べてはいけないか、何を飲むべきか、何を飲んではいけないかについて、脳はどんなコメントを発しているでしょう。同じ食べものについて、複数の異なる意見が聞こえるかもしれません。たとえばこのような感じです。


「あー、喉が渇いた。コーラが飲みたい」

「コーラはよくないよ。歯を溶かすっていうじゃない。ジュースにしよう」

さらに別の声が割り込んできます。

「コーラはカロリー過多だ」

「でもカフェインがとれるよ。飲まないと運転しながら眠くなる。ダイエットコーラならいいだろう」
「カフェイン中毒だよ。カフェインをとらなくたって普通は起きていられるよ。カフェインは今後いっさいやめたほうがいい」

食べる前に、ちょっと食べものを眺めながら耳をすませてください。その食べものや飲みものについて、頭の中でどんな声がするでしょう。

取り組むコツ

脳の形を描いた絵、あるいは「脳は、食べものについてどんなことを言っているか」と書いたメモを、ふだん食事する場所やおやつを食べる場所に貼っておきます。

この練習による気づき

「脳の声」は、思考が基本になっていて、その思考には情報、数字、指示、批評などが含まれます。

「もっとタンパク質を多くとるべきだ」

「がんばったから、アイスクリームくらい食べてもいいな」

「雑誌の記事によると、1日にコップ12杯の水を飲まなくちゃいけないそうだ」

「卵は身体にいい。タンパク質とビタミンAが多く含まれているから」

「卵は身体に悪い。コレステロールが多いから」

「ダイエットで禁じられているものを食べてしまった。自分はまったく駄目な人間だ」


「脳の声」は、読んだり聞いたりした情報や言葉に影響されます。巷にあふれる料理の本やダイエットの本が、「脳の声」を加速させます。


「朝ご飯はたっぷりと食べるべき」

「1日に6回食べるのがよい」

「脂肪を燃焼させるには、朝ご飯を抜いて、胃を18時間空っぽにするとよい」

「砂糖は身体に毒」

このような情報が、「脳の声」を作り出します。情報を得ることは大事ですが、しっかりと疑ってかかる必要があります。

科学的に正しい方法にしたがって食べるべきだとか、食べものというのは薬だという考え方は、現代人特有のものです。私たちは、最新の研究から導き出される結論を待ちわび、最新の流行のダイエットを取り入れたがります。特にそれを、テレビに出てくるハンサムな医者がすすめていたり、映画俳優が実践していたりすると、飛びついてしまう傾向があります。食品や飲料の業界は、こういう傾向をよく承知しているので、新製品を開発し、宣伝によって消費者の食に関する不安をあおろうとします。

ジャーナリストのマイケル・ポーランは、「ニューヨーク・タイムズ紙」に「Our National Eating Disorder（アメリカの国民的摂食障害）」というタイトルで記事を書いています。

我々は、自分が食べるものを選ぶのに、数字を使うことを覚えてしまった（カロリー、炭水化物の量、脂肪の量、栄養摂取基準、価格など）。自分の感覚よりも、読んだ知識や計算法に重きを置く。そして自分自身の味覚や嗅覚をほとんど信用しなくなった。味覚や嗅覚では、目に見えないマクロやミクロの栄養科学の情報がかき立てる不安を判断できないのと、食品加工業者が消費者をだますことに長けてきたからだ。アメリカのスーパーの、容器に収められてぴっちり封をされた冷蔵食品は、匂いを完全にシャットアウトし、包装にびっしり書き込まれた情報で、消費者の知識ばかりを増やす。

アメリカ人が、この驚くべき豊かさの中にありながら、世界でもっとも食べることに不安を抱えている国民になったのも無理はない。

現代人は嗅覚の働きを無視して、頭脳ばかりを働かせるようになってしまったといえます。**食べることに関して私たちを不安にさせるのは脳であり、嗅覚や視覚ではありません。**脳は真実、つまり最新の栄養学的情報を常に知らせてやれば、自分がそれに呼応して理想的な食べ方をするだろうと考えています。しかし、そういう情報は不変の真実ではなく、「動く的」のようなもので、新しい研究成果が発表されたり、新たな医学の権威が現れて、何か言うたびに変わります。

たとえば、私の子ども時代、バターは「いいもの」とされていました。しかし医学部に入ったころには、それは「悪いもの」と教えられ、医者たちはマーガリンをすすめました。そして近年、マーガリンはトランス脂肪酸を含むことがわかり、バターがまた「いいもの」に返り咲いています。このように医学情報が揺れると、私たちは慢性的に不安になります。

脳が「これを食べなければいけない」「あれを食べてはいけない」と、やきもきしたり不安になったりすると、食べることの楽しみは、雲散霧消してしまいます。

さらに深い気づき

身体は食べものを消化して必要なものを蓄え、いらないものを排泄します。ところが、脳の中に入ったものはすべて保存されます。映画を観てから瞑想の研修に行くと、数日間は、映画の場面が頭の中に蘇ってきてしまいます。ふだんはこういう残像を感知しませんが、それは頭が活発に活動しているから気がつかないだけで、残像は常に存在します。数年も経ってから夢の中や瞑想の中に蘇ってくることもあります。

脳の中のもの入れを片づける方法の1つが「瞑想」です。座って思考を落ちつけると、火にかけた鍋の中が泡立つように、古い記憶が表面に浮かび上がってきます。中には不愉快な記憶もありますが、それに反応せずにいれば、わき上がり、しばらく存在し、やがて消えていくので、辛さがそれ以上増えることはありません。

記憶を取り除こうとしたり、固執したりして、何度も何度も蘇らせたりしなければ、記憶のパワーは弱っていくものです。またわいてくることもありますが、最終的には溶けて消えていきます。そして次第に、脳の中もすんで軽くなります。

脳は、新たな情報や発見によって、栄養を取り込み、発展していきます。**読んだり聞いたりするものを「脳の栄養」と考えれば、メディアに対する接し方も変わってくると思います。**「脳の健康のためにいいものは何だろう」と考えてみてください。テレビなら、リアリティショーでしょうか、ドキュメンタリー番組でしょうか。読みものなら、伝記でしょうか、ゴシップ雑誌でしょうか。ウェブニュースで、世界中の悲惨な事件の報道ばかり見ることでしょうか、人間の優しさ、勇気、寛容さに関するストーリーを見ることでしょうか。

身体が、摂取する食べものの質に応じて成長するように、脳もまた取り込むものに応じて発達します。**少しの間メディアを遠ざけてみたら、頭の中がどれほど穏やかになるか、試してみてください**（１２１ページの「『メディア断ち』をしてみる」参照）。

脳は2つの機能を持っています。「思考すること」と「意識を何かに向けること」です。両方を同時に十分に行なうことはできません。マインドフルに食べるときには、思考を手放して、すべての感覚を開放します。何をしていても、**そこに意識を向けることによって対象との間に親密さが生まれ、親密さが素朴な喜びをもたらすのです。**

自分を
変える
言葉

脳は食べものについて思考することもできるし、今食べているものにしっかりと意識を向けることもできる。ただし後者のほうが、はるかに大きな喜びと満足をもたらす

練習9

「心の声」――食べもので「心」を満たそうとしている

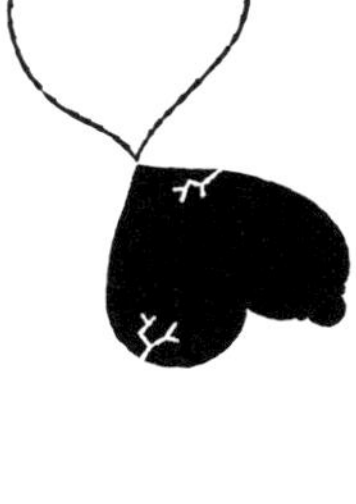

どんな練習?

食事と食事の合間に何かを食べたくなったら、そういう衝動が起きる直前に、自分がどんな感情を持っていたか、どんなことを考えていたかを、思い出してみましょう。また、間食をしたあとには、そういう思考や感情にどんな変化が起きたでしょうか。

取り組むコツ

ハートの絵や「心の声」と書いたメモを、ふだん食事をしたり、間食したりする場所に貼っておきます。

この練習による気づき

心が食べものをほしがるときの根柢にあるのは、感情や過去の記憶です。「マインドフルに食べる研修」に参加した人たちの言葉の中には、そういう「心の声」を感じることがよくあります。家族と一緒に食べた祝日のご馳走、病気になったときに母親が作ってくれた食事、大切な人たちとともにした食事などについて、懐かしそうに語ってくれるのです。**特定の食べものがすごく大事なわけではなく、それが思い出させてくれる雰囲気や情緒がもっと大事なのは明らかです。**

こういう食べものに対する想いは、愛されたい、気にかけてもらいたいという欲求から起こります。特別な時間の温かい幸せな記憶が、特定の食べものに結びついているのです。

何かの食べものに感情がどのように反応するかは、過去の経験によって決まります。研究によれば、アメリカに来たばかりの中国人留学生たちにとって、クッキーは特に心を癒してくれる食べものではありません。しかし、パーティなど楽しい場所でクッキーが供される経験を1年ほどすると、心安らぐ食べものと感じられるようになります。

「マインドフルに食べる研修」の参加者たちに、間食をしたくてたまらないと思ったときの直前にどんな気持ちを感じていたかを思い出すように言うと、いろいろな答えが返ってきました。フラストレーション、悲しさ、いら立ち、退屈、不安、失望、怒り、混乱、心細さ、焦燥感などです。これらの感情がみな「ネガティブ」ないしは「後ろ向き」の感情であることに注意してください。

この発見は、いくつか興味深い疑問につながります。「脳や心の不快な状況を変えようとしてものを食べることが多いのではないか、つまり自分の気持ちをなだめるため、あるいは少なくとも不快な感情に蓋をしようとして食べるのではないか」という疑問です。もちろん、すべてがそうではありません。幸せな気分だから、あるいは何かいいことがあったから食べたいと思うことも、時にはあるでしょう。

ただ、「マインドフルに食べる研修」に参加する多くの人が、心に大きな穴が開いているような気がすると言います。その穴は、愛する人やペットの死による喪失感、悲しみ、自分がどこにも完全に属していないように思える疎外感など、さまざまです。

釈迦の「四つの聖なる真理」は、人間が生きるということは苦しみを経験することだと説いています。**それは多くの場合、戦争に巻き込まれたり拷問を受けたりするようような**

壮絶なものではなく、もっとずっと微妙な苦しみです。

ある10代の女の子が悲しそうにこう言いました。

「いつも何かが間違っているような気がして。でもそれが何なのかわからないし、どうすればいいのかもわからない」

心の奥に、根本的な満たされない想いが常に感じられて、気持ちが休まらないのでしょう。多くの人が、自分と自分を取り巻く世界との間に、溝のようなものを感じています。人とおしゃべりをしていても、本当の絆を感じられず、楽しくもありません。何かを食べても、本当の意味で味わったり楽しんだりできないのです。

そういう人のほとんどは、心の穴を埋めようとして食べてしまう自分に気づいています。**満たされない感覚は、胃袋ではなく心の中にある**のです。こういう習慣はたいてい、子ども時代にはじまります。子どもは、家庭内のうっぷんに対処するすべがほとんどないからです。家族に隠れてこっそり食べなくてはならないにしても、食べものは常に身近にあり、裏切ることのない味方です。食べることが、自分の心をなだめるすべの1つなのです。

しかし、ここで理解すべきことは、**食べものを胃の中に入れたところで、心に空いた穴を埋めてくれはしない**ということです。

さらに深い気づき

研修に参加していたある女性が、声を詰まらせながら、「家族の変化に戸惑っている」と言いました。彼女は料理上手で、長い年月、夫と３人の息子に手作りの料理を食べさせてきたことに大きな誇りを持っていました。今、子どもたちは成長して、家を離れました。先日、家に来た息子たちが、「お母さんはいつも台所にいて、一緒に座ってくれないじゃない。料理はいいから座ってよ」と言ったのです。彼女は、息子たちがなぜ急に自分の料理に関心がなくなったのだろうと、わけがわからなくなったといいます。

私はこう答えました。

「息子さんたちが子どものころ、あなたは心のこもった料理で、彼らの胃袋と心の両方を満たしていました。今、彼らは成人し、胃袋を満たす食べものは自分で買えます。人生は短く、家族が一緒にいられる時間はとても貴重なのだと、息子さんたちはわかっています。だから、あなたに一緒に座っておしゃべりしたり、笑ったりしてほしいのです。

そういう時間が母のぬくもりに飢えた彼らの心を満たすからです」

「心満たされる食事」について話しあうと、参加者たちは、食に伴う心の結びつき、愛、仲間の絆などに関する温かいストーリーを話しはじめます。**どんな栄養豊かな食べものも、それだけで「心の欲求」を満足させることはできません。心に栄養を与えられるのは、自分自身あるいは他者との親密さだけです。**

ただ、まわりの人が常に親密さの欲求を満たしてくれるとは限りません。人間は常に変化するからです。親しくしていた人が、突然引っ越してしまうかもしれないし、愛情が別の人に移ってしまうかもしれない。あるいは、認知症になってあなたの顔すらわからなくなるかもしれません。そして、いつかはみなこの世を去っていきます。

他者だけに頼ることなく、そして食べものにも頼ることなく、心を満たす方法を学ぶ必要があります。実はそういう方法はいろいろとあります。たとえば、次のような方法です。

・自然の中に身を置く

・ペットや子どもと遊ぶ
・瞑想の時間を持つ
・音楽、木工、ダンス、陶芸、手芸、絵画など、創造的な時間を持つ

みなさんなら、どんな方法を選びますか。

自分にとってどういう方法がいいかわかるヒントは、まず、**そういう行動をしている間、「時間を忘れていられるか」**ということです。

次に、**はっと気づいて時間を意識したとき、「気分がリフレッシュされていて爽快か」**ということです。どんな簡単なことでもいいので、日々自分の心に栄養を与えてくれるような方法を発見してください。

心の中の空洞を満たすのに、食べものそのものはアテにできません。結局のところ、心を満たしてくれるのは、**今この瞬間と親密につながっている**という実感なのです。そういう予期せず訪れる心満たされる感覚は、よく「ピーク・モーメント（至高体験）」という言葉で表現されます。「こういう瞬間は偶然訪れるものだ」と考える人もいますが、

実際にはいつでも体験することができます。身体の動きや頭の中の思考をやめ、過去や未来に思いを馳せることをやめ、すべての感覚を解放します。**ピーク・モーメントは「今、ここ」にあるのです。**練習するうちに、人だけでなく、植物、石、ご飯、レーズンなど、ありとあらゆるものが、こういう親密な感覚を与えてくれるようになります。それは、「今、ここ」に自分が本当に存在しているという、甘酸っぱく心に響く味わいで、これがピーク・モーメントの感覚です。この感覚に満たされると、心の空洞は消えていきます。すべてのものがそのままで、完全な満足感を与えてくれるからです。

自分を
変える
言葉

どんなにおいしい食べものも、
心に栄養を与えられなければ、完全な満足感はもたらさない。
マインドフルに食べれば、
食べものとの間に親密さとつながりが生まれ、心が豊かに満たされる

練習10

身体の声を意識する

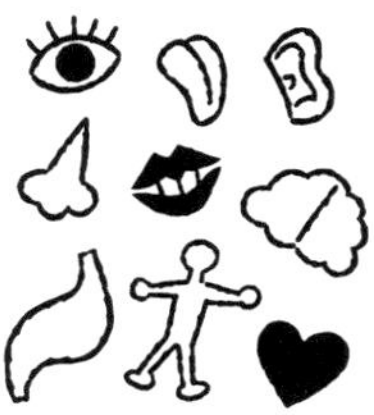

どんな練習？

ここまで「9つの身体の声」の練習をしてきた方は、この大切な質問を自分に投げかけてみてください。

「いったい何が食べものをほしがっているのだろう？」

食卓に座ったとき、「9つの身体の声」について簡単な評価をしてみてください。目、触感、耳、鼻、口、胃、細胞、脳、心、それぞれの「要求の強さ」に、0点から10点の点数をつけます。慣れていないと、触感と耳はわかりにくいかもしれないので、外してもかまいません。

それぞれの「要求の強さ」がわかったら、何をどのくらい食べるか、「十分な情報を得たうえでの決定（インフォームド・デシジョン）」を行ないます。

取り組むコツ

「9つの身体の声」と書いたメモ、あるいは身体の各部分を描いた絵を、ふだん食事をする場所に貼っておきます。

この練習による気づき

食べものに対する欲求の9つの側面の評価は、練習するうちに素早くできるようになります。食卓の同席者たちも、あなたがそれをしていることにおそらく気づきません。食べる前に、自分の中の何が求めているのかをチェックする習慣がつくと、食べるか食べないかに関して、共感を持ちながら賢明に判断できるようになります。食べると決めたときには、何をどのくらい食べるかについて、よりよい選択ができます。

この簡単な評価は、食事が半分くらい終わったときにも行なうといいでしょう。特に大事なのは「おかわりをするとき」です。そうすれば、身体が本当に必要としている量だけをとることができます。

「9つの身体の声」を素早く振り返ることができると、驚くべき発見があります。

おなかが空いているとばかり思っていたのに、実は胃袋が「1時間前に食べたものをまだ消化中だよ。ちょっと休ませてよ！」と言っていたりします。あるいは、炭酸飲料を飲もうとすると、口が「それを飲むと口の中がベトベトして、よけい喉が渇くよ。ただの冷たい水か熱いお茶にしてくれない？」と言っていたりします。

または、口が「何か甘いものを入れて！」と言っていても、身体の細胞が「糖分はもうたくさん。ちょっとの間は元気が出るけど、その後は低血糖になって、身体が震えたり頭がボーっとしたりする。今必要なのは、ランチまでエネルギーを持たせてくれるタンパク質だよ。ナッツがいいのでは？」などと反論したりします。

こういうとき、あなたはどうしますか？　これが「マインドフルに食べる」ことのもっとも面白い局面です。「9つの身体の声」が、互いに相反する情報を上げてきたら、どうしたらいいでしょう。

さらに深い気づき

「9つの身体の声」からの情報に気づくことができたあなたには、選択肢があるということです。選択肢があるということは、自由を手にしたということです。

気づきが選択肢をもたらす。選択肢が自由をもたらす。

パッと意識を集中して「いったい何が食べものを欲しているのか?」と自分自身に尋ねられるようになると、すでにあなたは、これまでの「習慣につながれた生きもの」ではなくなっています。自由への道を歩きはじめているのです。

9人の身勝手な乗客を乗せたバスの運転手を想像してみてください。客がそれぞれ勝手なことを要求します。「もっと速く走って」とか「ゆっくりやって」と言うかと思えば、目的地もバラバラで、「ショッピングモールまで行って」とか「うちまで送って」

などと言います。運転手はこれらすべてに、いちいち感情的に反応してはいられません。まず相手の言うことを聞き、その意味していることを考慮に入れ、情報をすべて得たうえで、どんなふうにどこへ向かっていくべきか、賢明で思いやりのある判断をしなければなりません。

あなたもまた、自分の身体という乗りものの運転手です。**マインドフルに食べることによって、9つの側面からの情報に耳を傾け、何を、どこで、どのくらい、どれほどの早さで食べるべきか、情報を考慮して賢明で思いやりのある判断をしなければなりません。**

さてあなたは今、料理を一応食べ終わり、さらにもう少し食べようかと考えています。では「身体の声の9つの側面」に相談してみましょう。

目：今食べたイチゴのあの真っ赤な色、本当にきれい

口：そうね。生クリームのかかったストロベリーショートケーキ、もう1つ食べない？　パイ生地のサクサク感と、みずみずしいイチゴと、トロッとした生クリー

ムの組みあわせがたまらない！

胃：でも、もうおなかいっぱいだよ。これを消化するのに1時間以上かかる。胃もたれしたらすごく気分悪いよ

細胞：栄養は十分とったし、脂肪もたくさんとった。これ以上は必要ない

脳：ケーキをもう1つだって？　嘘だろう。豚じゃあるまいし、もう十分だ！

心：でも、デザートを食べると気持ちが安らぐの。ね、もう1つ食べましょうよ

あなたは、広範な気づきの中から、それぞれの意見を考慮に入れて決断を下します。そして、イチゴだけを3つとり、それに生クリームをほんの少し載せることにしました。そして自分の叡智と共感が選択した食べものに、意識を完全に集中させながら、ゆっくりと味わいます。

このようにして食べると、**食べるという経験が、非常に親密で満ち足りたものになります。**あとでもの足りない思いを味わうこともなく、ショートケーキをもう1つ食べてしまったあとに感じるような罪悪感を覚えることもありません。

「マインドフルに食べる」ということは、自動運転から脱して、「気づきの世界」に入ることです。すると、食べることに伴っていた不安は消滅し、食べることに対する好奇心、発見、楽しみが生まれ、大いなる喜びも感じられるようになります。

自分を
変える
言葉

「身体の声」の持つすべての側面に気づくことができれば、何をどのくらい食べるかについて、賢明な判断ができる。口が要求しても、心が駄々をこねても、それに流されなければ、マインドフルに食べることに自信がつき、健全な身体を保つことができる

PART II

自分の内側で「何が起きているのか」を知っておく

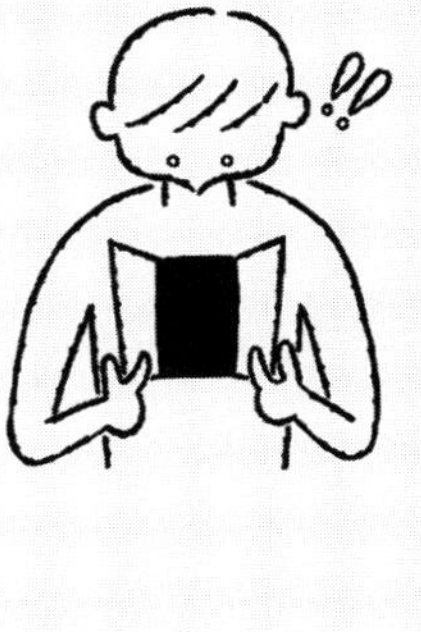

「自分の変化」を観察する練習

「マインドフルに食べる」という行為は、いくつかの大切な変化を伴います。そのうちの1つが、**「内なる批評家」との関係です。**

「内なる批評家」というのは、いつも失敗や過ちを見張っていて、腹立たしげに自分を咎める心の中の声です。自分が何かの食べものを選ぼうとしても、内なる批評家が認めてくれないときもありますが、その叱責や暴言の言いなりになるのではなく、自らの身体を、好奇心を持って探索しましょう。

マインドフルに食べるとき、あなたは科学者であると同時に、実験動物でもあり、実験環境でもあります。つまり、実験動物（あなた）が何かを食べると、好奇心に満ちた科学者（あなた）はそれを観察し、身体、心、脳（実験環境）にどんな変化が起きるかを探索するわけです。

これは自分という個体の内部で何が起きているのかを調べるという、とても興味深い探索であり冒険でもあります。禅の修行の中で、「公案」と呼ばれる根源的な問いについて深く考えます。「私は誰なのか？」「『自分』と呼んでいるこの生命現象はいったいどういうものか、自分という意識はどう働くのか、といった問いです。マインドフルに食べていると、こういう問いに答えるためのヒントがたくさん見つかります。

科学者たちは毎日のように、食べものに関する新しい発見をしています。私は、マインドフルな食べ方を何十年も練習してきましたが、それでも常に新しい発見をしています。みなさんもぜひ、ご自分で試してみてください。

練習 11

「食べたことのない果物」を食べてみる

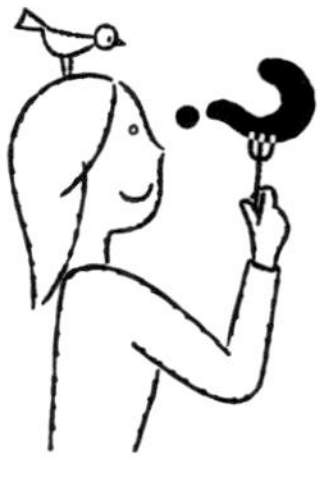

どんな練習？

まだ一度も食べたことのない果物を見つけてください。

アジアのトロピカルなフルーツを売っている店に行くと、スターフルーツ、ライチ、キワノ（ツノニガウリ）、ランブータン、パパイヤ、カスタードアップル、マンゴスチン、ドラゴンフルーツなどが見つかります。またメキシコの食品を売っている店なら、マメイ、グワナバナ、サポテ、チコ、ピタヤなどがあるかもしれません。果物はちゃんと熟しているものを買いましょう。

その果物の前に座り、すべての感覚を使って観察します。「9つの身体の声」を参考にしましょう（子どもにマインドフルな食べ方や「9つの身体の声」について教えるには、果物を使うこの方法が最適です)。

彫刻作品を鑑賞するかのように、果物をじっくり眺めます。それから、それぞれの感覚に質問します。「どんなことに気づいた？　人に説明するとしたら、どんなふうに描写する？」

次に、その果物をナイフで切ってみます。どんな様子をしていますか？　匂いも嗅いでみましょう。それから外側の皮や内部の果肉にちょっと触ってみます。ひと切れ口に入れ、味がよくわかるように口の中で転がしてみます。口の中に全神経を集中させながら、噛んで飲み込みましょう。口は「もっとほしい」と言っていますか？　胃にも、もっと食べたいか聞いてみましょう。身体の細胞や臓器に、「この果物が好きか」と尋ねてみます。さらに脳に向かって、「もっと試してみたいか」と尋ねます。答えが返ってきたら、その理由についても尋ねます。

最後に自分の心に、「この果物が心を和ませてくれたか」と聞いてみましょう。

取り組むコツ

買いものリストに、「新しい果物」をつけ加えてください。また食べたあとには、ソーシャルメディアに果物の写真を載せ、それをマインドフルに食べた経験を書き込みます。

この練習による気づき

あなたが1000年前に生きていたとしたら、食べられる可能性のあるものを見つけても、成分を分析する科学的方法はありません。頼れるのはただ、自身の感覚器官と、それを食べたことのある他者の経験だけです。しかし現在は、ふだん見かけない果物や野菜をマーケットで買う場合には、多くの人がそれをすでに試して、気に入って、問題がなく、需要があるということがわかっているので、心配ありません。

なじみのない食べものの中でも果物をすすめるわけは、人はもともと甘みのある食べものを好むからです。それに、果物なら生で食べられます。なじみのない野菜（たとえばコールラビ、ハヤトウリ、オカ、タマリロ、ロマネスコなど）で試すこともできますが、その場合はまず、下処理のしかたや料理法を知る必要があります（もちろんネットで検索すればわかりますが）。

この練習を子どもたちと一緒にしてみると、中には大変勇敢で「わあ、すごい！　面白そう！」と、新しい果物に興味津々の子どももいます。かと思うと、少々臆病で「何かまずそう。ボク食べたくない……」などと抵抗を示す子どももいます（でも他の子どもたちが試してみて、おいしそうに食べているのを見ると、つられて食べることが多いです）。実は、こういう声は、大人の私たちの頭の中でも聞こえています。でも**大人たちは、冒険を避けて、同じものばかりを食べる傾向に陥りがちです。**

私たちは、自分が生来の食の好みを持っているように考えますが、人間が本来持っている好みは、「甘いものを好み、苦いものをいやがる」というものだけです。食に関するそのほかの好みは、あとから条件づけられたものです。この条件づけは、まだおなかの中にいたころに、母親が何を食べていたかというところからはじまります。羊水には母親が食べたものの味が含まれているため、胎児はそれを味わっているのです。母親が特定の食品やスパイス（たとえばガーリック）をよく食べていると、赤ちゃんは生まれたあともそういう食べものや味を好むことがわかっています。

食のジャーナリスト、ビー・ウィルソンが2016年に、インターネットのラジオ番組「フレッシュ・エアー」の中でこんなことを言っていました。

「ガーリック味の羊水の中に9か月間も浮かんでいればね、その赤ちゃんはガーリック大好きな人間に育ちます……ガーリックの香りが、故郷のように懐かしい感覚をもたらすからです」

母乳についても同じことがいえます。ある研究によれば、母親が出産前の数週間、あるいは出産後の授乳期に、ニンジンジュースを飲んでいると、そういう母親から生まれた赤ちゃんは、そうでない赤ちゃんに比べ、ニンジンの味を抵抗なく受け入れ、ニンジン味のシリアルも喜んで食べるといいます。ニンジンの味がその後もずっと、お母さんの愛情の味に感じられるのでしょう。

さらに深い気づき

なじみのない果物に対する姿勢は、人生そのものに対する姿勢に通じるものがあります。**仏教では、「貪欲」「怒り」「愚かさ」という「三毒」を基準に、人を3つのカテゴリーに分類しています。**これらの煩悩が野放しになると、人生経験は損なわれ、本人にもまわりの人たちにも大きな苦悩が生じます。

1　**「貪欲タイプ」**の人は、新しいもの、多様性、新しい経験を好みます。はじめての果物を試す機会があれば大いに楽しむでしょう。ただ欠点は、すぐに飽きてしまうことです。人生も、常に新味がもたらされないと、そわそわと落ちつかなくなり、幸福感を味わえなくなります。よい点は、新しいことを積極的に学びたがることです。

2　**「怒りタイプ」**の人は、変化や新しさを避けたがります。なじみのない果物にも、警戒心を持ちます。新しいアイデアや提案には、たいてい「そうだけど、でも……」という反応をします。あるいは、その案がうまくいかない理由をつけ加えます。こういう人たちの欠点は、プラスの理由によって選ぶのではなく、マイナス点が一番少ないという理由で選ぶことです。そして、狭く閉ざされた人生の中で気を滅入らせがちです。よい面は、新しいものに出会ったときに警戒を怠らないことでしょう。

3　**「愚かさタイプ」**の人は、新しい状況に対して無関心、無気力であり、新しい果物を試す実験にも、加わろうとしません。「別にどうでもいい……」とか「めんどくさいよ」などと言います。マイナス面は、新しい経験をし損なうことで、もっと重大なのは、困難も教訓も喜びもすべて含む、自分だけのかけがえのない人生に、真に「存在」することなく生きてしまうことです。よい点は「初心」、つまり知らないことを恐れないことです。


私の寺院で、この「人の３タイプ」について話をしたとき、ある人はこう言いました。

「これはすごく面白いですね。もっと詳しく知りたいです」

また、別の人はこう言いました。

「こういう類型には、私はまったく同意できません」

次に私は、何も言わなかった人に、どう思うかを聞いてみました。

「え？　ごめんなさい。ちゃんと聞いていなかったので」

彼女がこう言ったので、みんな笑いました。

どのタイプの人にとっても、そういう姿勢が、人生において自分を守り、成功し、人から愛されるための基本戦略なのです。そして実際にはすべての人が、これら３つの側面を少しずつ持っています。

自分が主にどのタイプであるかは、食べ方の習慣からもわかります。あなたは、新しい味に引かれ、珍しい食体験をしてみたいと思いますか？　それとも苦手なものが多く、新しいものを避ける傾向がありますか？　あるいは、食べながら意識が過去や未来や空想の世界に飛んでしまいがちですか？　どんなタイプであれ、自分の戦略を少し変化させ、発展させてみませんか。

自分を
変える
言葉

新しい食べものに対する姿勢は、人生に対する戦略を映し出している。そのことに気づくと、そこに選択肢が生じ、選択肢が自由をもたらす。気づかないままに古い戦略に閉じ込められている人に対して思いやりを持つという選択も、そこには含まれる

練習12

「舌の働き」を意識してみる

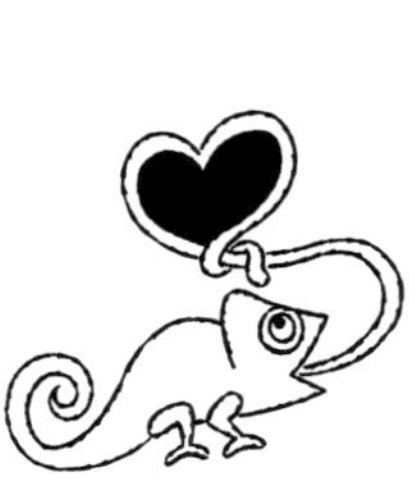

どんな練習？

飲んだり食べたりしているとき、舌に意識を向けます。ときどき食べるのをやめて、「舌はいま、何を感じとっているだろう、何をしているだろう」と考えてみます。わかりにくかったら、一度舌の動きを止め、それからゆっくりスタートさせてみましょう。ストップモーションみたいに、止めては動かしながら、注意深くその動きを観察します。

また、舌を動かさずに、歯だけで食べものを噛もうとしてみてください。どんなことになるでしょう。それからまた舌をゆっくりと作業に戻し、どんなふうに咀嚼《そしゃく》にかかわっているのかを調べてください。

取り組むコツ

舌の絵あるいは「舌は何をしている？」と書いたメモを、食事をする場所に貼っておきます。

この練習による気づき

これは、非常に興味深い練習です。**舌というのは、働き者の小さな生きもののようだということがわかります。**頭部の中心付近にあるのに存在感が薄く、うっかり噛んでしまったり、熱いものを食べてやけどしたりしない限り、ふだんは完全に忘れられています。

私はときどき研修生たちに、舌が行なっている仕事をすべて書き出させて、その多さを認識してもらいます。見事な働きを見せる「噛む動作の補助」以外にも、舌がどんな仕事をしているのか調べてみましょう。食べものをどうやってフォークから抜きとるのか。フォークの上に行くのか、それとも下に潜り込むのか。カップの中の液体をどうやって口の中に誘導するのか。飲み込む動作にはどのようにかかわっているのか。噛んだものを飲み込むタイミングをどう計っているのか。

食べる動作を再びゆっくりにして、舌に「飲み込む準備はＯＫ？」と聞いてみてください。「いや、まだ」と言われたら、「なぜ？」と尋ねてみます。「飲み込んでも大丈夫」という判断の基準は何なのでしょう。また、食べ終わったあと、舌は何をするでしょうか？

食事以外のときも、舌に注意を向けてみます。口の中の小さな生きものは今何をしているでしょうか。今のように本を読んでいるとき、舌は何をしていますか。完全に休んでいることはめったにありません。私は長い間この練習をしてきましたが、それでもなお、舌というものの日々の働きとその深い愛に、新たな気づきがあります。

舌に意識を向けるようになると、多くの人が感謝の気持ちを口にします。もし舌が手伝ってくれなかったら、食べることも話すこともどれほど困難かがわかるからです。古代には舌を切りとるという刑罰がありましたが、どれほど残酷なことかがわかります。

さらに深い気づき

舌に意識を向けるようになると、それがほとんど休まないということがわかります。食事の合間には、口の中の管理人を務めています。歯の間に食べものの残りかすが残っていないか、口の中に荒れた箇所ができていないかなどを確認してくれます。

ある研究者から聞いた話によれば、人は考えごとをしているとき、舌がかすかに動いているのだそうです。心を鎮めて瞑想を深めるための1つの方法として、舌の力を抜いて、口の中で静かに休ませるというものがあります。私は瞑想のときによく、舌を広げて奥歯の間にくつろがせます。そうすると、舌はじっとしていてくれるし、無意識に奥歯を噛みしめることがありません。

舌は私たちが生まれる前からいつも一緒にいて、いろいろと世話を焼いてくれます（胎児はおなかの中で羊水を飲み、その動きによって舌や消化器官が作られていきます）。ほとんどの時間、舌の存在を忘れて暮らしていますが、そこに意識を向けたときには、今まで知らなかった新しい世界が広がります。そして休むことなく働いてくれるこの存在に、自然と感謝の気持ちがわいてきます。

同様に私たちの内部には、仏教において「本来の面目《めんもく》」などと呼ばれる誰にでも備わっている優れた素質や神秘的な働きが存在し、生まれる前から面倒を見てくれています。でも、人生のほとんどの時間、私たちはそれに気づきません。**その恩恵から切り離され、**

苦しみを味わうことになってはじめて、自分が失ったものを探しはじめるのです。

精神について考え、人生のあらゆる側面にそういう神秘が存在することを認識するようになると、それらが舌と同様に自分の内部でいつも機能していることに気づきます。それがまた自分を通して、同様に辛い思いをしている他の人たちを助けるようにも働くのです。存在の神秘と、自分がその神秘の一部であることに対し、あらためて深い感謝がわいてきます。

自分を変える言葉

舌は常に私たちのために働いている。意識を向ければ、
舌がしてくれていることを理解できるのと同じように、
精神修養の努力を続ければ、
自分の身体、心、脳、そして生命全体の中で、
「大いなる神秘」が働き続けていることを、はっきりと感じられる

練習13

「メディア断ち」をしてみる

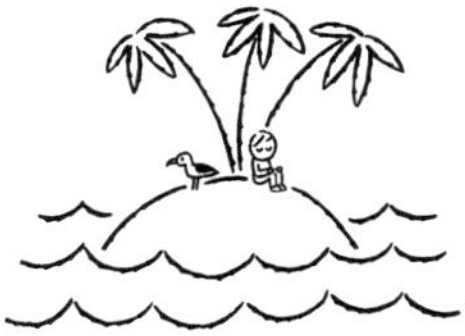

どんな練習？

1週間、メディアに接しないようにします。ニュース、ソーシャルメディア、エンターテインメントなどを含む、すべてのメディアです。ラジオ、CDなどを聴かず、テレビ、映画、ビデオなどを見ず、新聞、本、雑誌など（オンラインも印刷物も）を読みません。ネットサーフィンもしないし、フェイスブックやツイッター、インスタグラムもチェックしません。

誰かがニュースの出来事について話しかけてきたら、耳をふさぐ必要はありませんが、それに関する会話には引き込まれないようにします。相手がしつこく言ってくるようなら、「メディア断ち」していると伝えましょう。もちろん、仕事や学業に必要なeメールは、読んだり返信したりしてかまいません。

さて、空いた時間に何をしますか？　**メディアに費やす時間を、他のどんなことに使えるか考えることが、この練習のポイントです。**ヒントは、「自分の手と身体を使ってすること」です。どこかの誰かの人生に起きたことに引き込まれて呆然とするかわりに、自分自身の人生をしっかり生きるのです。

取り組むコツ

テレビはシートで覆ってしまいましょう。ラジオとパソコンの画面には「今週はニュースもゲームも禁止」と書いたメモを貼ります。雑誌はただ積み上げ、新聞はそのままリサイクルの袋に入れてもいいでしょう。こんなことは休暇中にいつもみなさんがやっていることですから、今だってできます。

この練習による気づき

この練習は、１人の研修生のために考案したものです。彼は、「慢性軽度不安症」というよくある問題を抱えていて、６日間の「無言の行」の研修に参加しました。終了後、彼は「心が非常に安らかになった」とうれしそうに報告してくれました。ところが、たった1時間後の昼食時に、ニュースを見ていた彼がまた元のようにイライラと怒り出したのです。「この世の中はいったいどうなっているんだ！」と。

私は「メディア断ち」をすすめましたが、ニューヨークで育った彼は、自ら認める「ニュースオタク」なので、かなり抵抗を示しました。しかし実行してみると、朝起きたときも、早朝の瞑想の間も、心の状態が大変いいことに気づいたそうです。ふだんは瞑想が終わるなり、コーヒーを片手に、「世の中の馬鹿者たちが今度は何をしでかしたかをチェックするために」テレビをつけて朝のニュースを見るのが習慣でした。しかし、実際に「メディア断ち」をしてみると、最新のニュースを見逃したからといって、家でも職場でも、別段何の不自由もなかったのです。そして、以前よりはるかに心が穏やかになり、これまでずっと彼のイライラを我慢してきた彼の奥さんも、とても喜んだそうです。

テレビで見るものは、私たちの脳と心に影響を与えます。その日の気分と、「何が通常の状態か」という認識を決定するのです。研究によれば、子どもたちにテレビの暴力シーンを見せると、その後は暴力的にふるまいがちになるということです。若者たちは、テレビのメロドラマやリアリティショーに出てくるような、熱烈な恋愛や、怒りの爆発や、人違いや、誘拐など、何らかの刺激に満ちた毎日を送っていないと、自分の人生はつまらないと思ってしまう傾向があります。

メディア断ちで難しいのは、いつもメディアに費やしている時間の「新たな使い道」を考えることです。瞑想をする、散歩をする、家族とゲームで遊ぶ、手料理を作る、庭の草むしりをする、写真を撮る、手工芸をする、外国語を勉強する、楽器を練習するなどもいいですし、単にデッキの椅子に腰を下ろしてのんびりしてもいいのです。

最新のニュースを知らないと、無力感や不安を覚えたり、自分が愚かに思えたりするかもしれません。よく「何か重要な出来事、たとえば火事とか、テロ攻撃とかが起きたらどうするんですか?」と質問されますが、私は「心配ありません。それほど重要なことが起きれば、誰かが教えてくれます」と答えることにしています。

さらに深い気づき

7日間の無言の行をやっていたとき、スタッフが瞑想の部屋に入って来て、小さな声でニューヨークの同時多発テロ事件のことを知らせました。参加者の何人かは、ニューヨークに住む親せきの安否を確認するために部屋を出て行きました。他の人たちは、自分には起きたことに対して何もできないのだという自覚のままに座り続け、この悲惨な出来事に巻き込まれたすべての人たちのために経を唱え、ただ祈りました。

その後、悲劇のシーンをテレビで何日も見続けた人たちが、精神的トラウマを経験しているということを聞きました。世界中で起きる悲劇のほとんどに対し、私たちにできることはまずありません。でも心を静かにして、祈ることだけはできます。

世界中の苦悩の量をNとします。それを耳にした人もまた苦しむので、世界中の苦悩の量はN＋1となります。交通事故の現場に到着した救命救急隊員たちが、事故の悲惨さにヒステリックな反応を見せたら、救いがありません。事故の苦悩を増やすばかりです。私たちの目指すところは、苦悩を減らすことでしょうか、それとも増やすことでしょうか。

人類の歴史の最初の20万年間、人々は自分の部族や村の近辺に起きたニュースや苦悩しか知りませんでした。出産、病気、死、戦争などを、ごく限られた範囲で見聞きしてきただけです。しかし、ここわずか40年ほどの間に、ニュースメディアが爆発的に増えました。夜しかニュース番組がなかったものが、今では毎日24時間、ニュースを見ることができます。そして殺人、拷問、大量殺戮、死病の蔓延、戦争、自然災害、飢饉など、世界中の苦しみが、来る日も来る日も私たちの耳と目に流れ込んできます。脳も心も、これほど大量の苦悩を取り込むようには作られていません。

この世界は欠陥だらけであり、何百万人もの罪のない人たちがひどい目にあっていますが、私たちにはその状況を変えるだけの力がありません。こういう**苦しみが心や脳に蓄積すると、今度は自分たち自身がその苦しみに冒されはじめます。**心や脳が、暴力、破壊、苦痛のイメージでいっぱいになってしまいます。そうなったら、時間をかけてそれらを取り除いていく必要があります。「メディア断ち」は、そのための1つの方法です。「無言の行」もあわせて行なえば、さらに効果的です。

有毒なイメージの摂取量を減らすことができれば、共感の心と冷静で明瞭な思考を持つことが容易になります。こういう心と思考こそが、悲惨な出来事に満ちた世界に出て行って、現実に向きあい、人の役に立つための何より重要な土台です。

自分を
変える
言葉

**脳はインプットする情報によって形作られる。
だから脳に与える情報を賢く選ぶ必要がある。
四六時中ネガティブなニュースを流し込んでいれば、
脳も心も病んでしまう。穏やかな時間、自然の中で1人になる時間、
美しいものや温かい友情などに触れる時間を、より多く持つこと**

練習14

おなかは空いていてもかまわない

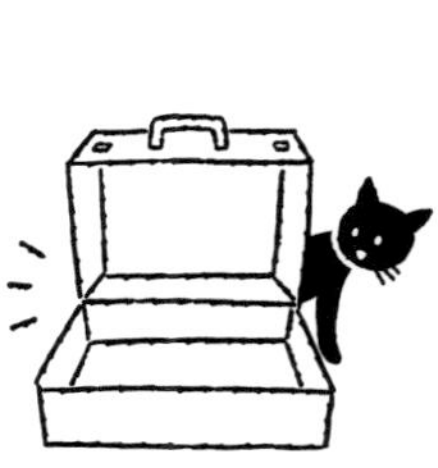

どんな練習?

2、3分間、静かに座って、自分の身体に意識を向けます。身体のどこかに、「空っぽの感覚」があるでしょうか。その「空っぽ感」は、心地いいですか? それとも普通? あるいは不快でしょうか? また、身体のどこかに「いっぱいの感覚」がありますか? その「いっぱい」の感覚は心地いいですか、普通ですか、不快ですか? その、「空っぽ感」や「いっぱい感」に対して、何かをしなければという衝動を覚えますか。

こういうチェックを、1日に数回、そして就寝前に1回行ないます。

取り組むコツ

「おなかが空いた？」と書いたメモを、家の中や職場に、何枚か貼っておきます。

この練習による気づき

おなかが空いたということを、何か悪い状況のように思っていませんか？　バッグやブリーフケースの中、あるいは車の中や職場の引き出しの中に、単に「おなかが空いたとき」のために、非常食を常備していませんか。

私も、バッグの奥底にミントキャンディとエネルギースナックを入れていますが、これは飛行機が不時着したときや、テロリストに誘拐されたときなどの非常用で、たぶん賞味期限が切れていると思います。

現代の西洋社会は、「飢え」や「渇き」と呼ばれる感覚を、非常に不快なものととらえる傾向があります。飲みものも、常に手元に置いておきたがります。そして絶え間なく何かスナックをつまんでいます。「実は、それほどおなかも減っていないけど」と言いながら、食事を余すところなく平らげるのも、あとで空腹を感じなくてすむようにでしょう。

胃の中を常に食べもので満たさなければという強い衝動に気づいたら、「おなかを空っぽにしてみたら?」と自分に聞いてみてください。

ほとんどの場合「それはいやだ」という答えが返ってくるでしょう。人々は満腹感を好み、それを「快」ととらえているのです。マインドフルに食べることを練習すると、空腹感を覚えたときに、「恐れ」の感情が生じていることに気づきます。この「恐れ」を避けようとして、1日中飲んだり食べたりしてしまうわけです。こういう人たちは、口と胃袋の「満たされたい欲求」の囚人になっています。

しかし中には、「はい、空腹感はいい気分です」と答える人たちもいます。この人たちにとっては、おなかが空っぽの感じが「快」で、満腹感は不快です。これが甚だしくなると、食後に吐くとか、下剤や浣腸を使って胃腸を空にし、満腹感を取り除こうとすることさえあります。こういう人たちは、「満腹感を忌避する感情」の囚人になっているのです。

また「さあ、わかりません」と答える人たちもいます。自分の胃袋や身体が「飢え」のシグナルを出しているのかどうか、はっきり認識できないのです。こういう人たちは、時計にしたがって食事をします。まわりの人たちにあわせて、同じときに同じ量の食べものを食べます。メディアを見ながら食べるので、自分が何を食べているのかさえ認識していません。こういう人たちは「愚かさ」の囚人です。

四六時中食べたり飲んだりしていると、胃をはじめとする消化器官は休む暇がありません。それにおなかをきちんと空かせないと、食べる楽しみも薄れてしまいます。これはずいぶん皮肉な話ではありませんか？

食べれば食べるほど、食べる楽しみは多いと思いがちですが、それは大きな間違いです。**しっかりおなかを空かせて、食べる行為に意識を向けながら、ゆっくりと食べ、気持ちよくおなかがいっぱいになったとき（あるいはその一歩手前）に食べることをやめれば、食べる喜びを最大限に味わえるのです。**

さらに深い気づき

釈迦が最初に説いた教え（四諦）の1つ目は、「この世にはあまねく苦しみがある」ということです。人間として生まれれば、生きることに苦しみはつきものです。近代社会に生まれた人たちはこれを聞いて「この教えは自分には当てはまらないな。戦争に巻き込まれることも、拷問されることも、飢餓を経験することもなさそうだ」などと考えます。

しかし、釈迦が言う「苦しみ」というのは、そういう強烈な苦痛のことではなく、もっと微妙なものです。何かが満たされない感覚、ものごとが自分の思う通りではないという感覚が、つきまとって離れないことです。それは、自分の人生が空しいものだという感覚にもなります。そういう感覚は不快なので、人は何かをしないではいられなくなります。**心の平安が得られない苦しさを紛らわせるために、食べたり、飲んだり、ものを買ったり、過激な行動に走ったりします。**

「何かが正しくない」という気持ちを紛らわせるのに、それから逃げたり気晴らしに走ったりすることは、長期的な解決にはなりません。こういう感覚は事実に基づいたものなので、きちんと向きあうしかないのです。虚しさに対抗しようと、食べたり飲んだり、薬物やアルコールで気持ちを紛らわせたり、危険な行為に走ったり、新しい恋を求めたりするのはみな、病気なのに市販薬で一時しのぎをするようなものです。こういう満たされない状態は心から生じているので、真の対処法もまた、心に働きかけるしかないのです。

あなたは空っぽの状態になりたいと思いますか？　先ほどのこの質問を、今度は心の観点から見ていく必要があります。

まず、好むと好まざるとにかかわらず、私たちはみな「空」です。人間の身体を構成するすべての原子は、その99パーセント以上が単なる隙間です。その中に、質量が全体の1パーセント以下しかない小さな素早く動きまわるエネルギーが入っています。

こういう完全に物理的な空虚さに加え、私たちは別の意味でも「空虚」です。人間は独立した存在ではなく、他の生物たちが一緒にいなければ、存在できません。時には「他の存在」の多さにうんざりして、「世の中の自分以外の人間が消えてなくなってほしい」などと願ったりしますが、もちろんそんなことになれば、自分自身も消滅してしまいます。

基本的に人間は、他者とのつながりの上に成り立っています。それぞれが空っぽのシャボン玉である私たちは、びっしりとくっついていて、互いと交流しながら生きています。社会は巨大な泡のかたまりのようなものなのです。

空っぽになろうとすることは、人間の存在の基本的な真実に沿うものです。脳も同様で、ひっきりなしにものを考えていては、休む暇がありません。**脳もまた、空にするということが、満たすことと同じくらいに重要です。**人生を変えてしまうような気づきは、平静で「意識が今、ここにある」状態の脳から生じます。瞑想をするときにも、思考が空っぽになる状態が欠かせません。話し中の回線には、天の声も届かないでしょう。

自分を
変える
言葉

空にすることは満たすことと同様に重要だ。
身体にとっても脳にとっても

PART III

慈悲——自分に「愛」と「思いやり」を向ける

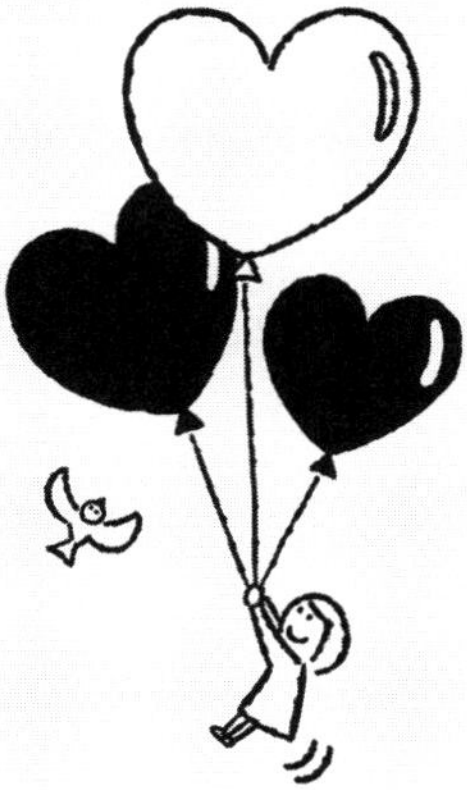

「内なる批評家」の声に負けてはいけない

みなさんは、自分が不完全な人間だと気づいていますか？　幸いなことに、私たちは誰もが不完全です。みなさんは、完璧な人間と結婚したいと思いますか？　とんでもありませんね。考えただけでぞっとします。理想的な人間などは存在しません。**私たちを、ユニークで、チャーミングで、面白く、愛すべき存在にしているのは、小さな欠点たちです。**

ところが、自分自身に対しては、なかなかそう割り切れないものです。私たちの内部には「内なる批評家」と呼ばれる声が存在し、「困難を乗り越えられるだろうか？」「人から愛されるだろうか？」「成功できるだろうか？」と、やたら心配したりパニックになったりします。**「内なる批評家」の手法はただ1つ、「非難すること」です。**

「内なる批評家」は自分が完全でないことがいやでたまらず、絶えず自分を責め、叱責が魔法のように自分を完璧な人間に変えてくれるのではないかと思っています。完璧な人間だなんて、まるで完全にプログラムされたロボットじゃありませんか。

「内なる批評家」は、怒りによって自分を変えようとしますが、変化をもたらすのに怒りは有効な手段ではありません。怒りの反撃を生むか、恐怖や失望を生むばかりです。

「愛」と「思いやり」が、怒りや恐れをなくしていく

マインドフルな状態では、「内なる批評家」は姿を消し、探索心や好奇心がそれにとってかわります。

マインドフルに食べているとき、私たちは実験動物（つまり自分）の様子を観察する、好奇心旺盛な科学者のようになります。科学者にとっては、対象の過ちも、不完全さも、意外な行動も、失敗も、みな興味をそそられる面白いことです。

不完全な資質をそのまま受け入れて、その中を深く探索してみると、非常に面白いものが見えてくることがあります。自分の身体と人格がどのように機能しているかということです。自分の隠れた信念や行動パターンを見出すと、苦悩がどこから来るのかに気づき、どうすればそれを解消できるかがわかるようになります。

「愛」と「思いやり」は、怒りや恐れの毒を消してくれる特効薬です。私たちはこれを、自分自身の心や身体に向けることができます。「内なる批評家」が何と言おうが、これは別に自己中心的な行為ではありません。むしろ、他者を助けたいと思うのであれば、まず自分に優しくする必要があるのです。そうすれば、自分と同じように苦悩を持つ他の人たちに、「愛」と「思いやり」を向けることができます。神経質で恐怖心の強い自身の「内なる批評家」にさえも向けましょう。

愛と思いやりは、命あるすべてのものにとって、元気に生きるために不可欠な栄養です。

練習 15

自分を「お客様」のように扱う

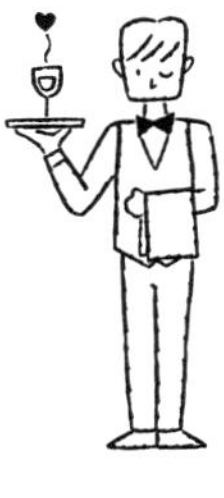

どんな練習？

1日に一度、マインドフルな食事を用意します。そして自分をお客様のようにもてなします。

上質の食器を出し、食卓にはランチョンマットかテーブルクロスを敷きます。小さな花瓶に花を活けたり、ろうそくを立てたりしてもいいですね。料理は、お客様に出すみたいに見栄えよく盛りつけます。

食べるときには、料理だけでなく、テーブルまわりも見て楽しみます。少なくとも最初の5口までは、優しい友人が用意してくれた料理を味わうように、マインドフルに食べてみてください。おやつも、ちょっと手をかければ素敵なものにできます。お皿や紙ナプキンの上に、リンゴのスライスを扇形に並べたり、くし型に切ったオレンジを星の形に並べたりして、緑の葉か花を添えることもできます。

取り組むコツ

食べる前に、おもてなし用の食卓の準備をしておきます。ランチョンマット、一輪挿しの花、上質のお皿やボウルなどです。戸棚から出して、目につくところに置いておけば、使うことを忘れません。「私はお客様」と書いたメモを、ふだん食事する場所に貼っておくこともできます。

この練習による気づき

私の姑《しゅうとめ》は、家族が立ったままで何かを食べているのを見ると、「ここはバス停じゃないのよ。座りなさい！」と言ったものです。そう言われて私は、どんなに忙しくても、座って食べるくらいの時間はあるものだと気づきました。ちゃんとした食器を使ったり、花を飾ったり、ランチョンマットを敷いたりすることも、それほど時間はかかりません。自分が台所でつい立ったまま何かを口にしていることに気づいたときは、ともかく腰を下ろすことにしています。それによって、動作もゆっくりになり、食べることに集中できるようになります。

私の母も姑も、食事、特に夕食を、とても大切な尊い時間と考えていて、いつも素敵な食卓を準備していました。私たち兄弟はみな本の虫だったのですが、母は食卓で本を読むことを禁止し、開いた本をひざに乗せて、ときどきのぞき見ることも許しませんでした。今だったらもちろん、食事中にスマートフォンをのぞくことを禁止することでしょう。私たちは食事をしながら、その日の出来事について話します。母は時に、詩を口ずさんだりし、みんなでその意味について話しあったりしました。子どもたちに詩の一節をそれぞれ覚えさせ、食卓で唱えさせることもありました。

「マインドフルに食べる研修」に参加した人たちは、食事に関して、実にさまざまな体験を語ってくれます。夕食は、家族がそれぞれ冷蔵庫から好きなものを取り出して、自分の部屋でテレビやパソコンを見ながら1人で食べていたと話した人もいます。また、家の食事は非常に緊張を強いられる場で、とげとげしい言葉が飛び交っていたと言った人もいます。こういう人たちは、大人になってからも、ゆったりと腰を下ろして食べることに集中するのが難しく、それも無理はありません。**食べることが、長い年月の間に不安や罰の恐怖と結びついてしまった場合、その条件づけを変えて、くつろぎと喜びに結びつけるのには時間がかかります。**

研究結果によれば、家族で食卓を囲む時間というのは、子どもの成長にとってさまざまな利点があります。**家族の食事が安定したものであるほど、子どもや10代の若者の、自己肯定感、レジリエンス（挫折から立ち直る能力）、学業成績が高い傾向があります。そして抑うつ、摂食障害、薬物依存などの割合が低くなります。**

理由が何にせよ、あなたが一家団欒《だんらん》の食事を経験することなく育ち、家族の食卓に温かく迎えてもらえなかったのであれば、今これから、自らを「お客様」のようにもてなすことに努めてみましょう。

さらに深い気づき

多くの人は余分な時間を割いて自分をもてなすことなどできない理由を、いろいろと挙げます。でも結局は、自分のことを、友だちやお客様のようにもてなすほど大事な存在だと思っていないのかもしれません。あるいは、自分をそんなに大事に扱うのは、自己中心的だと思っていませんか。

自分のための食事を、お客様にするように心を込めて用意すると、心に栄養が取り込まれます。テイクアウトの料理を、ボール紙の容器から直接食べるのでなく、お皿にきれいに盛りつけても、余分にかかる時間はたかだか2、3分です。冷蔵庫やカウンターの前で立ったまま食べるかわりに、きれいなランチョンマットの上に皿を置き、座って食べても、たいして時間は変わりません。

自分の食事を、お客様にするように丁寧に用意することによって、人生の「今、この瞬間」を大切に味わうことを思い出してほしいのです。人は心の支えや慈しみを求めるものですが、それをまわりの人だけに依存することはできません。**自分が自身の真の友となり、自分とともにいる時間が心地よいと感じられるようになったとき、人はもう孤独ではありません。**自分をお客様のように扱い、さらに食卓に「気づき」や「好奇心」を招き入れれば、オートミールとミルク、あるいは1杯のインスタントラーメンのような簡単な食事でさえ、大いに楽しめるものです。

人の心の奥深くには「何かとつながっていたい」という渇望があります。少し余分に時間をとって、自分を優しく扱いましょう。食べることにきちんと意識を向けることによって、身体だけでなく、心も栄養を取り込むことができます。これこそが、「心を満たすカギ」なのです。

どんなに栄養豊富なご馳走も、「心の飢え」までは満たせません。心は、自分自身や他者との温かく親密な関係によってのみ、豊かになります。

自分を
変える
言葉

**食事のときは、
自らを特別大事なお客様のように優しくもてなそう**

練習16
「愛」と「思いやり」を身体に向ける

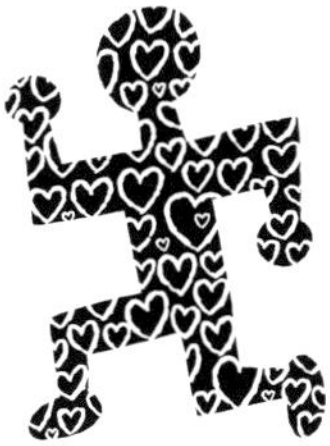

どんな練習？

これは、短い瞑想の中で行なう練習です。楽な姿勢で座り、目を閉じ、身体の各部分に順番に意識を向けます。たとえば、「9つの身体の声」にかかわる器官、つまり目、皮膚、耳、鼻、口、胃、細胞、脳、心の各部分から得られる感覚（触感、圧迫感、温度、音など）に、意識をしばしとどめます。次の箇所に移る前に、その部分に向けて、次のような言葉を心の中で何回か唱えます。

「不調が起きませんように。穏やかでありますように。健やかでありますように」

取り組むコツ

ハートマークのついた身体の絵を、ふだん瞑想する場所やベッドの枕の上に置いておきます。自分の写真にハートマークを書き加えたものを使えば、なおいいです。

この練習による気づき

「愛」と「思いやり」は、もっとも基本的な親密さの感情です。自分の身体の各部分に対して、ふだんから優しい感情を持っていますか？　私たちは知らず知らずのうちに、自分の身体への嫌悪感を溜めていることがあります。自分の身体の何かしらが、気に入らないのです。目が小さいとか、歯がきれいじゃないとか、耳がつき出しているとか、髪が薄いとか……数え出したらきりがありません。どこかの部分に故障があったり、不自由だったりするとなおさらです。頭痛、近眼、飛び出たおなか、ひざ痛、腰痛、ものにぶつけて痛む足指などに対して、同情するかわりに、それを無視しようとしたり、無意識に腹を立てていたりします。

以前、ある女性が自分の「内なる批評家」の声をメンターに伝えているのを耳にしたことがあります。「内なる批評家」は身体の各部分について、手厳しいコメントをします。

「髪の毛は最悪。色が気に入らない。でも染めたくない。偽ものはいや。自然につやつや輝いていているのがいい」

「目は真ん中に寄りすぎていてビー玉みたい」

「唇がちょっと薄すぎる。もっとふっくらして艶《つや》やかなのがいい」

こういう調子で、すべての部分に批判的です。メンターが最後に「ここは気に入っているという部分はありませんか。たとえば、左手の小指のツメとか？」と尋ねると、彼女の批評家はしぶしぶ「そうねえ、ちょっと小さいけど、まあオーケー」と答えました。

ネガティブなコメントを、一斉射撃のように浴びせかけられたら、植物でも動物でも、子どもでも元気には育ちません。私たちの身体も同様です。身体の各部分はどこも、与えられた能力を精一杯に使って命を支えています。人間の身体は35年から40年ほど持つように設計されています。これは、人間が進化してきた20万年間のうち、ほとんどの期間における人間の寿命と一致します。したがって50歳をすぎてまだ元気に生きているのであれば、実によくがんばっているということです。

人は誰でも自分自身を含め、愛するもののことを心配します。しかし心配という気持ちにはネガティブな力があり、その底にある愛情としては伝わりません。もっと真正の「愛」と「思いやり」を伝えましょう。「愛」と「思いやり」の祈りは、次のように、あなたが心配するすべての人や生きものに対して向けることができます。

「息子が平穏で幸せでありますように」
「傷ついた動物たちが回復しますように」
「今夜の私のように頭痛で悩まされているすべての人が、楽になりますように」

さらに深い気づき

脳は、磁石のように「ネガティブなことがら」に引き寄せられる傾向があります。これはニュースを見ればわかります。報道される内容の90パーセントは、戦争、殺人、子どもの虐待、毒物、死病の蔓延、自然災害、スポーツ選手のドーピング、種の絶滅、政治腐敗など、ネガティブなものです。子犬が300キロ以上も旅をして飼い主の元に戻ったなどという心温まるストーリーは、ごくたまに報道されるだけです。

ニューヨーク・タイムズ紙には、金曜日に1週間のよいニュースをまとめて報道する「The Week in Good News」と呼ばれる特集があります。毎日不安をあおるニュースばかりの報道に傾くバランスを取り戻し、読者が、微笑みや、少なくとも軽い気持ちとともに週末が迎えられるようにという意図なのでしょう。

脳が潜在的な危険に注目するのは、身の安全を守ろうとするからです。よいニュースを特に気にかけないのは、「よいこと」に傷つけられたり殺されたりすることはないからです。ただ困ったことに、脳はこれと同じ態度を、自分の身体に対してもとってしまいます。うまくいっている部分は無視し、見かけの悪い部分、不完全な部分に注目します。そういう部分は病気の兆候を示している可能性もあり、死につながりかねないと考えるからです。

ネガティブな思考が横行する世の中は、幸福を感じにくく生きづらいものです。さらに、自分に対する批判も、その重圧が耐え難いものになると、他者に対する非難の形であふれ出すことがあります。そうなれば、この世界はさらにいっそう住みにくい不快な場所になることは間違いありません。

こういう**苦悩に対処する薬があります。それは「気づき」と「変化」という成分を含む薬です。**まず、脳の思考がネガティブな急流に押し流されはじめたら、まずそれに気づく必要があります。その行きつく先にあるのは「怒りと憎しみ」という毒の池だからです。

次に、思考を拾い上げて、ポジティブな流れに移してやる必要があります。この流れの先にあるのは「平和と安らぎ」という池です。

思考の流れを変化させるもっとも効果的な方法の1つは、「愛と思いやりの練習」をすることです。これこそが怒り、不安、恐怖などの苦悩から人々を救うために、釈迦が処方した特効薬です。

自分を
変える
言葉

自分や他者に対する不満で、思考が暗く沈んでいくことに気づいたら、そのときこそ「愛と思いやりの練習」をはじめる好機である

練習17

身体の中の微生物に「愛」と「思いやり」を届ける

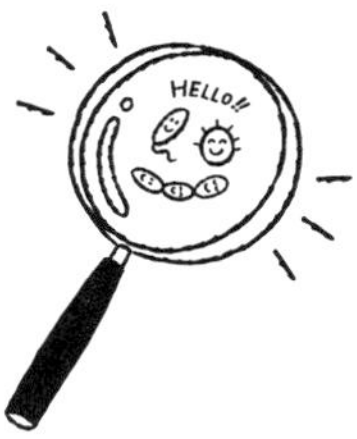

どんな練習？

最初の何口かを食べるとき、「自分の腸内に住むたくさんの微生物に食べものを与えるのだ」と考えましょう。おなかが空いた子どもたちに、親が食べものを与えるように（相手はものすごい数ですが）、愛情を込めて飲み込みます。

こんな祈りの言葉を、頭の中で唱えてもいいでしょう。

「この食べものがあなたを健康にし、あなたの住処であるこの身体もまた健康になりますように」

何口か食べるごとに、あるいはおかわりをするときに、そんなふうに念じます。

取り組むコツ

体内微生物の絵や写真、あるいは「私の体内微生物に愛と思いやりを」と書いたメモを、弁当箱やふだん食事するところに貼っておきます。

この練習による気づき

多くの人は、人の身体は、脳、心臓、胃腸、肝臓などいくつかの臓器が集まってできていると思っています。しかし科学が進んで次第に明らかになってきたのは、人の身体は臓器の集まりというよりは、むしろ複雑な「宇宙」のようなものだということです。その宇宙には何十億もの自分以外の微生物が住んでいて、それらが私たちの身体の細胞とさまざまなやりとりを行なっているのです。こういう微生物によって健康が支えられています。

「自分」という単一の生きものであると思っているこの身体には、実は、自身の細胞の10倍もの数の他者の細胞が存在しています。それらの他者たちは、ほとんどが腸内に住んでいますが、そのほかにも、頭皮、鼻、目、脇の下、おへそなどにも住んでいます。

これらは「ヒトマイクロバイオーム」と呼ばれます。人間は果てしなく長い時間をかけて、彼らと共存しながら進化してきており、彼らなしには生存できないのです。

臓器はそれぞれが孤立したものではありません。脳が身体のあらゆる部分から情報を集め、身体全体に伝達しているのと同様に、腸内細菌たちは脳や免疫システムをはじめ、体内のさまざまな部分と絶えず双方向の連絡をとりあっています。どんなものを食べたいと感じるかということにも、彼らが関係しています。ジャンクフードばかり食べて、それによって腸内細菌を養っていたなら、彼らはもっとジャンクフードを食べるように私たちを促すかもしれません。

研究者たちの報告によれば、**腸内細菌の組成の乱れは、糖尿病、栄養失調、自閉症、ぜんそく、湿疹、心臓疾患、大腸過敏症などと関係があり、さらに心血管疾患、大腸炎、多発性硬化症などの炎症性疾患や、ある種の癌などとも関連があることが実証されたということです。**また、肥満傾向の人の腸内細菌の組成は、細菌の数や種類が少ないなど、健康的な体重の人のものと異なるそうです。

腸内微生物の多くは、精神や心理状態とも関係があると考えられています。微生物たちは何種類かのビタミンを合成してくれるだけでなく、天然の抗うつ剤であるセロトニンのような神経伝達物質も作り出しているからです。人の体内に存在するセロトニンの90パーセントが、胃と腸の中にあります。

さらに深い気づき

遺伝子というものが自分（と思っている存在）の多くを決定づけているということは、誰でも知っています。身長、肌や髪や目の色、体形、さらにはコリアンダーの味をおいしいと感じるかどうか、などもそうです。しかしながら、体内にある遺伝子材料のうち自前のものはわずか1パーセントで、残りはすべて体内に住む微生物に属するものです。

世界的に知られる禅の指導者であるティク・ナット・ハンは、「私たちは『interbeing（ほかとのかかわりの中で存在する）』のだ」と説きましたが、この科学的事実はそれを実証しました。私たちは文字通り、自分以外の要素によってその大部分が構成されているのです。

この事実を知ると、禅の「自分とは何か？」という問いもさらに切実なものになります。これらの**体内微生物たちの働きを知れば知るほど、いったい自分を統括しているのは誰なんだろうと思わずにはいられません。**誰が私たちの健康や心理状態を統括しているのでしょう。ただこれだけは確かです。私たちは、体内のこれらの微生物たちを、手厚く世話する必要があります。

その方法の1つが、善玉菌を含む食べものをとることです。「プロバイオテックス」と呼ばれる腸内有益菌は、低温殺菌されていないヨーグルト、ウォーターケフィア、ミルクケフィア、紅茶キノコ（コンブチャ）、味噌、テンペ（大豆などをテンペ菌で発酵させたもの）、サワードウ（パン種にする発酵生地）、キムチ、ザワークラウト（キャベツにただ酢を加えたものではなく発酵させたもの）などの発酵食品に含まれています。

有益な微生物が、どんな食べものの中で繁殖できるのかを知っておく必要があります。彼らが元気であることが、その家主である生物――あなたや私――の健康を確かなものにしてくれるからです。

これは実に驚くべきことではありませんか。野菜、全粒穀物、豆類（レンズ豆、えんどう豆、インゲン豆など)、ナッツ、果物など、繊維質豊富な食品をとると、微生物たちが生き生きと育ちます。正しい食生活をしていると、微生物たちも正しく食べられるので、私たちの体調がよくなるのです。

自分を
変える
言葉

体内に住むたくさんの小さな生きものたちに、
親のような愛情を注ぐべし。
栄養をきちんと与えれば、
身体と心と脳の健康を、彼らが支えてくれる

PART Ⅳ

ゆっくり食べる

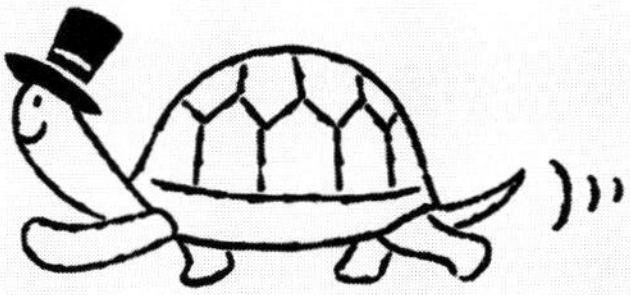

食事はおなかを満たすためだけのものではない

「マインドフルに食べる練習」においてもっとも重要なのは、**食べるスピードを落とす**ことです。アメリカ人は、やたらに早く食べる傾向があります。「食事というのはできるだけ早くすませるべきものだと思っていた」という人がたくさんいます。

アメリカ人の早食いの習慣は、今にはじまったことではありません。植民地時代、宿屋にやってきた外国人が、アメリカ人の食べ方があまりに早いのに驚いたという記録が残っています。早くすませるコツは3つのG、つまり「ガツガツ、ゴックン、ゴー（席を立つ）」なのだそうです。

テネシーの歴史家、ダラス・ボーガンは、「テネシー州キャンベル郡の歴史」というウェブサイトに掲載した「植民地時代の宿屋や家庭の食事」という記事の中で、植民地を訪れたヨーロッパ人たちが、宿屋の常連たちの「大急ぎで、慌ただしく、ガツガツと食べる」光景に当惑したと記しています。「誰もが、尋常でない速さで、口にものを詰め込んでいく」と書いています。

そのような、パッと食べてサッと席を立つという性癖は、２００年を経過した現在でもあまり変わっていないようです。調査によれば、北米に住む人たちがファストフードの店でランチを食べるのに要する時間は、平均わずか11分、職場のカフェテリアでのランチは18分だそうです。

北米では、立ったまま食べたり、歩きながら食べたり、運転中に食べたりすることもよくあります。別のことをしながら、単に食べものを口に押し込むのです。**食べるという行為を、何でもいいから早く片づけてしまいたいと思っているかのようです。**運転中の急な揺れで食べものの汁が仕事服を汚さないようにするための、大判のよだれかけさえ販売されています。

アジアやヨーロッパの多くの国では、こういう食事のしかたはとんでもないことと考えられています。それらは、ほとんど野蛮に近い行為とされます。日本では、歩きながらものを食べるのは非常に行儀の悪いことです。ファストフードでさえ、座って丁寧に食べます。立って食べるのが許されるのは、すぐに溶けてしまうアイスクリームくらいです。

私がヨーロッパで「マインドフルな食べ方」を教えはじめたころ、寒い季節であったにもかかわらず、夜の7時や8時になっても、屋外のカフェに人がいっぱい集まっているのにびっくりしました。

人々は実にゆったりと、食べたり、しゃべったり、飲んだりしていました。彼らにとって食事は儀式のようなもので、**食べる楽しみだけでなく、料理が来るのを待つ楽しみや、人とともにすごす楽しみなども同時に味わうものです。**また、食べものや飲みものに関心を払うことは、それを提供してくれた人の努力に報いることでもあります。感謝を表現することは、代金を払う以上に相手に報いることになります。

ゆっくり食べると、食べすぎることがない

研究により、食べる速度を落とす訓練をすると、健康改善に有効であることが実証されています。さまざまな年代の人を対象にした世界各地の研究結果が、単に食べる速さを落とすだけで、体重増加（肥満手術後の体重増加も含む）、肥満、高血圧、高血糖、高脂血症、メタボリックシンドロームのリスクを減らすということを示しています。

マインドフルに食べる研修で、「食べものを十分に噛む練習」を行なったところ、多くの参加者たちにとって、とても新鮮な経験だったようです。ある女性はこう言いました。

「今まで、ろくに噛んでいなかったのだとわかりました！　食べものはこれまでずっと、ほぼそのまま、口から喉を通って落ちていっていました」

何回噛めば十分噛んだと言えるのかは、食べるものによって違います。コンソメスープなら噛まなくていいですが、ナッツならいっぱい噛まなければなりません。自分で試してみてください。毎日1回でいいですから、食べものを口に入れるたびに十分に噛んで食べてみます。

ゆっくり食事をするというのは、実に賢明な行為です。まず、**食べる満足感の一端は、噛むことから得られます。**よく噛んで食べれば、口をよく動かすことになり、さまざまに変化する歯触りや味を経験できるので、より大きな満足感が味わえます。

また、**食べものを小さく砕くことによって、栄養素をより多く取り出すことができます。**唾液には消化酵素が含まれているので、食べものはより細かくなり、口内ですでに栄養素の吸収がはじまります。この栄養吸収作用は、食べものを数秒以上口の中に置いてじっくり噛まない限りははじまりません。

食べものが胃を出て小腸に入ると、食欲調整ホルモンが、脳と身体に「十分に食べた。満足だ。もっとゆっくり食べるか食べるのを終わりにしてほしい」とシグナルを送ります。ただ、この重要な生物学的フィードバックは、食べはじめから完了までに20分ほどもかかるのです。ゆっくり食べていれば、食べものが小腸に到達して「オーケー、満腹だ！」というシグナルが脳に送られるまでの間に、そんなに食べすぎることはありません。

しかし、ガツガツとすごい速さで食べていると、シグナルが届くまでの間に、大量の食べものを胃の中に詰め込むことになります。結局、おなかが張って苦しくなるまで食べるのをやめられず、身体が必要とする以上のカロリーを取り込んでしまうのです。

マインドフルに食べるには、これからずっと、どんなときもノロノロ食べなければならないのかと思った方がいたとしたら、心配には及びません。ただ、早く食べるとマインドフルに食べるのは難しいので、ゆっくり食べることが可能なときには、ぜひゆっくり食べてください。

ある女性は「マインドフルに食べる練習」の1つとしてゆっくり食べるようにしたところ、練習をはじめてから16キロ体重が減り、彼との関係が改善されたとのことです。

練習18

利き手でないほうの手で食べる

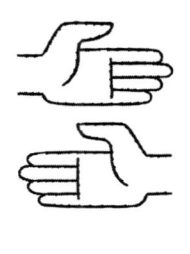

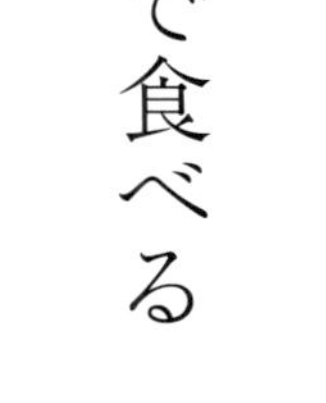

どんな練習？

1週間、毎食、食事の一部を利き手でないほうの手で食べます。さらに、飲みものやおやつも含めて練習してもいいでしょう。もっとチャレンジしたいという人は、お箸でも試してみてください。

取り組むコツ

手の形を描いた絵に「×」をつけた紙を、弁当箱やふだん食事をする場所に貼っておきます。あるいは、利き手の甲に絆創膏《ばんそうこう》を貼ったり、手首に輪ゴムをはめたりして、利き手以外の手を使うことを思い出します。食事をする場所に「左手（右利きの場合）」と書いた標識を立てておいてもいいでしょう。また、ふだんと違う色のマニキュアを、利き手でないほうの手のツメに塗っておいて「使うのはこっち」と思い出すこともできます。

この練習による気づき

この練習をはじめると、必ず参加者の間から笑い声が起きます。利き手でない手というのは、本当に不器用だということがわかるからです。

この練習は私たちに、禅の指導者が言う「初心」に戻ることを教えてくれます。利き手が40歳くらいの大人だとすると、もう片方の手ははるかに幼く、おそらく2、3歳くらいに感じられます。フォークを持ち、唇を突っつくことなくそれを口に入れるのも、そう簡単ではありません。利き手以外の手で食べはじめても、集中が途切れると、すぐに利き手が伸びてきてフォークを取り上げようとします。しっかり者の姉が幼い弟に「もう、ぶきっちょなんだから。ほら貸しなさい。やってあげるわよ」と言っているかのようです。

それ以外にも、歯を磨く、髪をとかす、ドアを開ける、字を書く、はさみで何かを切る、などの**日々の行動を、利き手でない手でやってみると、さらに楽しいです。**あるいは、両手が協力してする動作を、左右の手を役割交代してやってみます。利き手でくぎを持ち、もう一方の手がハンマーで打ちます。あるいは鍋の中身をかき混ぜたり、皿を洗ったりするときに、左右の手の役目を交代させてみます。

私もやってみて、右手は細かな動きがとても上手なのに比べ、左手のほうは「少々トロいがたくましい女」みたいな感じで、赤ちゃんを抱きかかえるとか、右手がチーズを削っている間、おろし金を抑える係などに向いているということがわかりました。

利き手でない手を苦労して使っていると、身体の障害や、怪我や脳卒中の後遺症によって手が不自由になった人たちに対する共感も育っていきます。ふだん、当たり前のように行なっている無数の単純な動作も、それが困難な人がたくさんいるのだということが、実感できます。

研究者たちは、**日本のような国で肥満が少ない理由の1つは、箸を使う習慣にあるのではないかと推測しています。箸を使って食べるときには、ひと口分が小さめになるか**

らです。この箸を、利き手でない手で扱うのは実に難しく、自分が情けなくなります。1回の食事を1時間以内に、そこら中に食べこぼしをまき散らすことなく食べようと思ったら、大変な集中力を要します。

さらに深い気づき

利き手でない手を使っていると、自分の中に「焦りの感情」があることに気がつきます。人間にとって食べることは最大の楽しみの1つなのに、焦りを覚えるというのは、ちょっと面白いですね。私たちはなぜ、食べることをそんなに早く終わらせたがるのでしょう。それでは、せっかくの楽しみが台なしです。

誰もが生涯に1つ大きな気づきを得るといいますが、私の場合、それは「焦り」でした。なぜ自分はいつも「焦りの感情」を持つのだろうと思った私は、こんなことを自分に問いかけてみました。「そんなに焦って時間を作って、いったい何をしたいの」と。

朝食を慌てて食べて、それで何をしたいのか？　メールチェック？　メールチェックを大急ぎですませるのは、何のため？　本の執筆をするため……それから陶器の像を仕上げるため……それからランチを食べるため……それから昼寝をして……と、やることはどこまでも続きます。

そして、はっと気がついたのです。**焦って行きつく先は「人生の終わり」じゃないかと。こう悟ったとき、私は「今、この瞬間」の生き生きとした経験と喜びを味わいたいという思いに立ち返ることができました。**この人生を、楽しむことなく焦って終わらせたくありません。

自分の両手が、ものを食べるとかお皿を洗うなどの動作をするときに、どのようにチームとして働くかを、ちょっと客観的に眺めてみてください。両方の手は見事な連携プレイによって、いつも黙々とあなたの面倒を見てくれています。世界中の誰もがこの両手のように、協力して互いをサポートしあい、地球上の生命を大事にしたなら、この世の中はまったく違う場所になるのにと思ってしまいます。

利き手でないほうの手を使うことによって、より柔軟な思考を持つことができます。そして、新しい技を習得するには、何歳からでも遅くないということもわかります。長い間ひんぱんに練習をしていると、どんなスキルも磨かれていきます。私はもう数年間も左手を使う練習をしてきましたが、今ではどちらが利き手かわからないほどになりました。

これは実用的な利点もあります。将来、脳卒中などで利き手が不自由になっても、私はあまり不便を感じないですみそうです。こうして新しいスキルを身につけてみると、自分の中にはまだまだ多くの可能性が眠っているのだということもわかります。

自分を変える言葉

利き手でないほうの手を使うだけで、
「初心」を取り戻すことができる。
そして興味深い気づきに満ちた世界が開けてくる

練習19

ひと口食べるごとにフォークや箸を置く

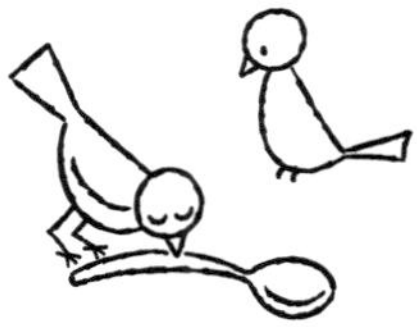

どんな練習?

何かを食べるときには、この練習をいつも行ないます。食べものを口に入れたら、フォーク、スプーン、箸などを、食器の上に戻します。そのひと口を十分に味わって飲み込むまで、意識を口の中に向けて、食べものを楽しみます。それが終わったら、フォークや箸を取り上げて、次を口に入れます。サンドイッチ、リンゴ、クッキーなど、食べものを手で持っている場合は、ひと口ごとにそれを皿に戻します。

取り組むコツ

「ひと口ずつ」と書いたメモか、スプーンやフォークの絵に「下ろす!」という言葉を添えたメモを、食事をする場所に貼っておきます。

この練習による気づき

この練習は、「マインドフルに食べる研修」の中でも、もっとも難しいものの1つです。これをやってみると、ほとんどの人が食べものを重層的に口の中に押し込む習慣があることに気づきます。つまり、**食べものを口に入れると、もう意識がそこから離れてしまい、無意識のまま次のひと口をすくいとり、まだ最初の食べものが口の中に残っているのに、次を放り込むのです。**

たいていの場合は、ひと口目を噛んでいる最中に、次のひと口を載せたフォークが、空中を移動してきます。意識がよそへさまよい出たとたんに、手が主導権を奪い、咀嚼途中の口に、新たなひと口を押し込んでいるのだとわかります。長い間に染みついたこの習慣を変えるのは、簡単そうに見えて驚くほど難しく、時間と、忍耐心と、根気と、失敗を笑い飛ばすユーモアが必要になります。

人工的な食品を売るメーカーは、消費者が、口に入れた瞬間にはっきりした味と触感が感じられるものを好むことを知っています。また、そういう味や触感が口の中で薄れるやいなや、次を口に入れる傾向があることも承知しています。したがって、食品の味や触感が早く薄れるようにしておけば、消費者はその食品を無意識にたくさん消費するわけです。

みなさんも、試してみてください。チーズ・パフとか、いろいろな味の粉がまぶしてあるポテトチップスなどを、1つ口に入れてそのままにしておきます。舌で転がしてもいいですが、噛まないでください。最初のパリパリした触感や個性的な味はどうなったでしょう。おいしくも何ともない、耐え難いものになるのに、どれくらいの時間がかかるでしょうか。また、そうなったとき、どんな衝動を覚えますか。

ある看護師さんから聞いた話ですが、女性患者が、肥満外科手術のあと、食べものをひと口ずつよく噛んで食べるように指導されました。これは単に術後の注意だったのですが、その通りにしたところ、**食べるという行為がこれまでとは大違いの、豊かで味わい深い経験になって、びっくりしたそうです。**そして、その女性は言ったそうです。

「これをもっと早くに知っていたら、手術なんて受けなくてもよかった！」

ひと口食べるごとにフォークや箸を置くというのは、以前は食事のマナーの1つでした。そうすれば、ガツガツと食べることがないからです。

この練習に挑戦したある人は、「これまで自分は大急ぎでろくに嚙まずに食べていました」と言い、自分にこう尋ねずにいられなかったそうです。

「何であんなに急いで食事を終わらせようとしていたんだろう。食べることが大好きなのに」

さらに深い気づき

この練習もまた、自分の「焦りの感情」に気づかせてくれます。まだ食べものが口の中にあるのに、さらに次のひと口を押し込もうとするのは、焦りの表れです。この練習をすると、自分の「焦りの感情」が、食べる以外の場面でも表れていることに気づくようになります。みなさんは、何かで待たされると、イライラしませんか。そんなときは自分に問いかけてみましょう。

「何でそんなに人生を生き急ぐの？　人生を楽しみたいと思っているのに」

ひと口ずつ口に入れ、ひと口ずつ飲み込むのは、**「瞬間を1つひとつ経験する」**ということでもあります。私たちは少なくとも1日に3回食事をするわけですから、**マインドフルに食べるようにすれば、日々の暮らしの中にマインドフルを練習する機会が、1日何回か自然に組み込まれることになります。**

食べることは、自然で喜びに満ちた行為です。でも、心ここにあらずの状態で、せかせかと食べてしまえば、それを楽しむことができません。研究によれば、人は自分の好きな食べものほど早く食べるというのですから、これは自分に対する裏切り行為みたいなものです。

また、過食症の人たちは、最初のひと口の喜びをもう一度味わいたいと思って、空しく食べ続けてしまうのだといいます。味覚受容体は簡単に疲れてしまうので、いくら食べても、はじめのおいしさは味わえません。ひと口ごとにはっきりした味を味わいたいのであれば、少し時間を置いて味蕾を休ませてあげる必要があります。

意識が、過去とか未来とか、どこかよそにいってしまっていると、食べものの味は半分しかわかりません。意識を口の中にとどめ、食べているその瞬間に本当に存在し、ひと口ごとに間を置きながらゆったり食べたら、それぞれのひと口が、食事のはじめのひと口のように、豊かで興味深い味わいに満ちたものになるはずです。

自分を
変える
言葉

マインドフルに食べることなく、食べる喜びを追求しても、食べれば食べるほど、喜びはさらに得られなくなる。マインドフルに暮らすことによって、生活の中の無数の小さな瞬間に、喜びが生まれる

練習20

食前に心の中で「感謝の言葉」を唱える

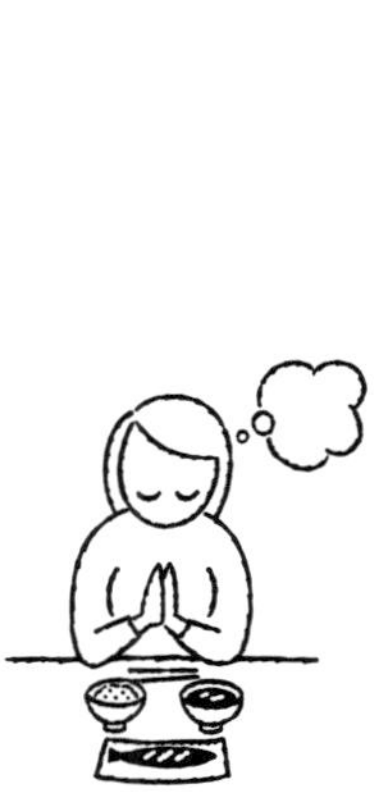

どんな練習？

今週1週間、食事をはじめる前に、感謝の言葉を唱えます。と言っても、単に料理を見ながら、心の中で「この食事に感謝します」と唱えるだけでいいのです。家族と一緒なら、15秒か20秒の間、手をつないで、この食事をもたらしてくれた人々や生きものに各自心の中で感謝するのもいいでしょう。自分の宗教に決まった祈りの文句があるのなら、それでも大丈夫です。もうすでにやっているという人は、新しいものを試してみてください。

取り組むコツ

「食前の感謝」と書いたメモを、弁当箱やふだん食事をする場所に貼っておきます。状況が許せば同席の人にも参加してもらい、食べはじめる前に心の中で感謝の言葉を唱えます。

この練習による気づき

日本では誰もが、食べる前に手をあわせて「いただきます」と言います。「この食事を感謝とともにいただく」という意味です。そして食事のあとは「ごちそうさまでした（おいしかったです）」と言います。これは、子どもがごく幼いころからしつけられます。西欧でも多くの人が子どものころ、食事の前に祈りの言葉を唱えるように教えられたと思いますが、正式な宗教活動に参加することも減ってきた現代では、そういう習慣も少なくなってきているようです。

ある実験によれば、**食べる前にひと呼吸置いてある決まった動作をすると、味の認識レベルが高まり、味わう時間が長くなり、その食品の評価（それにいくら払っていいと思う**

か）も上がるといわれています。

たとえば、小さなチョコレートバーを食べるのに、それをまず半分に割り、それから包装をとってそれぞれを食べるというような、簡単なことでもいいそうです。そのひと手間をかけることで、意識が考えごとから食べものに向かい、自分が食べようとしているものをよりよく認識できます。自動運転から実体験に切り替わることによって、思考や想像による曇りが晴れるのです。

一見バカバカしいように見える行為も、食べる前にひと呼吸置くという意味では、効果があるようです。

ある実験によれば、ニンジンを食べる前にテーブルを2回ノックし、それからニンジンの入った容器を取り上げ、さらにもう1回テーブルをノックしてから食べた人たちは、ほかの好きな動作をした人たちや、何もせずにすぐに食べるように指示された人たちに比べ、ニンジンを味わっておいしく食べることができたということです。「何らかの決まった動作」を実際に行なった人たちだけにその効果があり、それを見ていただけの人には何の効果も現れませんでした。

研究者たちの結論は、**食前に「何らかの決まった動作」をすると、食べものをよりおいしく楽しめるが、その理由は食べものに関心が集中するから**だということです。彼らはこれを「focus involvement（集中してかかわる）」と呼んでいます。つまり、食べる行為に、意図的にマインドフルにかかわるということです。

また別の研究で、**日々感謝の気持ちを表す習慣を身につけると、総合的な幸福感が増すということが報告されています。**食事の前に感謝を唱えることで、幸福感が増し、よりマインドフルに食べられるのなら、ぜひそうしたいものです。

さらに深い気づき

慌ただしい生活をしていると、自分がどれほど恵まれているのかを考えることなく、日々がすぎていきます。今やっていることをちょっとやめて、「今、この瞬間、自分はどんな恵みを与えられているのだろう」と自分に問いかけ、あたりを見まわせば、その答えがはっきりわかります。

五感を開放してみましょう。ここには空気があり、植物が与えてくれる酸素があります。足元には大地がどっしりとすべてを支えていて、私たちはその上で当たり前のように歩いたり座ったり寝たりしています。風、雨、住処、衣服、電気、安全な飲み水――私たちが受けている恵みは数え切れません。

私の寺院では、食事の際に各自がお供えをします。小さな皿に少しの食べものを盛って「すべての人にあまねく食の恵みがありますように」と心の中で祈るのです。こうして、十分に食べることができない人たちに、自分の恵みを分け与えたいという気持ちを表します。世界中の人たちが、みな必要な栄養をとれるようにというのが私たちの願いです。祈りながら、はじめは食べものに意識を向け、それからこの食べものを自分にもたらしてくれた人々に意識を広げ、最終的には世界中の人々、とりわけ飢えに苦しむ人々に思いを寄せます。

食事の前に感謝の言葉を唱えたいと思った人は、自分なりの言葉でやってみてください。次は参考までに。

宇宙全体の計らいと、多くの生命によって与えられた、この食べものをいただ

くのにふさわしい生き方が、自分にできますように。

この食べものをもたらしてくれた、地球に、太陽に、雨に、そしてこれをもたらしてくれたすべての生命に感謝します。自分に与えられたこの恵みを、ほかの人々のために役立てられますように。

この食べものに感謝します。これを食べることにより、さらに思考が明瞭になり、心の愛が広がり、身体が健康になって、世の中のために働けますように。

この食べものをもたらしてくれた人たち、そして私が今日会う人たち、すべての人たちの暮らしに、平和と正義と幸福がありますように。

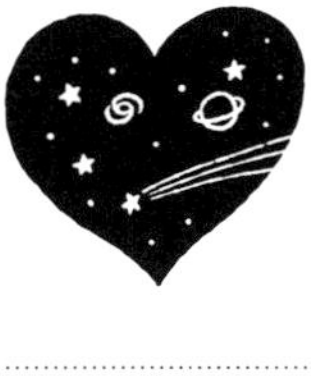

あるいは簡単に、食材に感謝するだけでもいいのです。

ニンジンさん、ありがとう。ポテトさん、ありがとう。
お米さん、ありがとう。サケ君、ありがとう。

自分を
変える
言葉

心の中で感謝の言葉を唱えるようになると、
自分の生活の中に、いかに多くの恵みが織り込まれているか、
あらためて気づくことができる

PART V

さまざまな恩恵に気づく

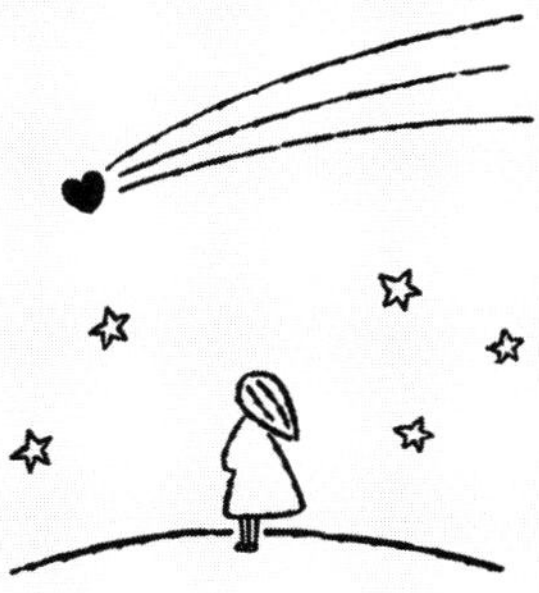

「感謝の気持ち」が人生を豊かにする

私たちは無意識のうちに、多くのことを当たり前だと思っています。人の脳というのは、うまくいっていることには注意を払いません。大地がいつも変わらず野菜や穀物を育ててくれること、朝になれば必ず太陽が地平線から顔を出してくれること、蛇口をひねれば温かいお湯が出てくること、熱もなくせきもせず気分よくいられることなど、あらゆることを私たちは当然のように思っています。

これらの「当たり前」が奪われたときにはじめて、どのような恵みがもたらされていたのかに気づくのです。

感謝というのは、「自分が恩恵を与えられているという事実を認識すること」です。

自分が努力で勝ちとったわけではなく、ほかの人たちや、動物、雨、大地、神など人間以外の存在の寛大さによって、もたらされる恩恵です。これらの恩恵は、物質（安心して飲んだり入浴したりできる水など）もあれば、それ以外（精神的支えなど）の場合もあります。

私の最初の禅の指導者はよく、「瞑想を練習している人たちが、感謝の気持ちでいっぱいになったと言うときは、瞑想がうまくいっている証拠だ」と言っていました。心や脳が静まって開放されると、自分の人生は、困難な問題ばかりではなく、さまざまな恩恵に満ちているのだと気づくようになります。

心理学の研究によれば、**1日の終わりに感謝することをいくつか書き出すという簡単な習慣を続けていくと、気持ちがポジティブになり、人生の満足度が高まり、次の1週間に対して楽観的な気持ちになり、まわりの人とのつながりが感じられるようになり、睡眠の質もよくなるといいます。**

キリスト教神学者のディートリッヒ・ボンヘッファーはこう書いています。

「私たちはふだん、自分が与えるよりもはるかに多くのものを与えられているということに、なかなか気づかない。感謝の念を持つことによってのみ、人生は豊かなものになる」

練習21

全身を「感謝」でスキャンする

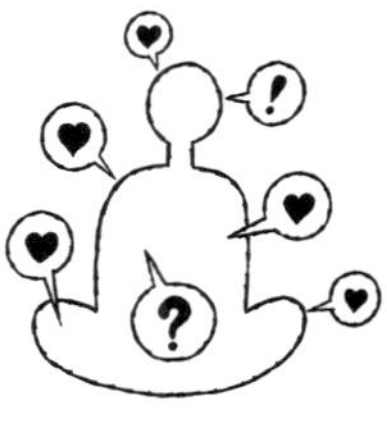

どんな練習?

1日に少なくとも1回、全身を「感謝」でスキャンします（あとでやり方を説明します）。最適なのは、夜、ベッドに横たわったときです。また、ふだん瞑想をする人はそのときでもいいでしょう。

取り組むコツ

枕の上や、瞑想用の座布団の上に、「感謝のボディスキャン」と書いた紙を置いておきます。

この練習による気づき

どんな気づきが得られるか、こんな練習をやってみてください。

頭のてっぺんからでも、つま先からでも、ともかく身体の一番端からはじめます。意識を、身体の各部分に順番に向けていきます。懐中電灯の光で照らすように、一度に1か所ずつ意識を当てていくのです。集中させた部分の五感を開放します。どんな知覚が生じるでしょう。

・温度（温かさから冷たさまで）
・触感（肌の表面と内部の感覚。はっきりしたものから非常に微かなものまで）
・圧力（軽いものからずっしりしたもの、あるいは不快なもの）
・動き（連動して感じる触感）

意識をある部分に集中させてから、次の部分に移動する前に、心の中で「ありがとう○○（身体のその部分）、いつも□□してくれて」と唱えます。□□には、そのときに心に浮かんだことを入れましょう。何も思いつかないときには、入れなくてもかまいません。

たとえば、胸や肺のあたりに意識を集中させたとします。その付近のさまざまな知覚に気づくでしょう。知覚は立ち上がり、少しの間とどまり、それから消えていきます。意識を好きなだけその場所に置いておきます。そして、次の部分に移動する前に、心の中で「ありがとう。私の肺たち、いつも……」と唱え、少し間を置きます。何らかの気持ちがわいてくるでしょうか。何もわいてこなければそれでもいいのです。

たとえば、「生まれてからずっと、寝ている間も休まずに呼吸を続けてきてくれてありがとう」などという言葉が浮かぶかもしれません。

それを確認したら、意識をほかの場所、たとえば心臓などに移します。この練習を何度かやったら、これまで通りすぎていた部分にも注目してください。たとえば膀胱《ぼうこう》のような目立たない臓器、まつげのような小さなパーツなどです。

自分がネガティブな気持ちを持っている部分には、特別の注意を払います。顔のシワ、おなかの脂肪、大きい鼻など、ふだん気に入らないと感じている部分です。身体の不自由な部分にも注目します。

この練習をすると、たいていの人は、気に入らない部分に対していらだちの感情があることに気がつきます。

「歯並びが悪いのがいや」

「なんで、気管支ぜんそくになんかになったのか……」

このような感じです。ふだんは気づきませんが、身体はこのいらだちを感じています。病気や障害が長期化、慢性化した場合には、自分の身体を不満や苦悩というネガティブなエネルギーで常に満たすことになります。子ども、ペット、観葉植物、自分自身の身体など、およそ命あるものはみな、その潜在的可能性を最大限に発揮して生きるために、より多くの愛と支援が必要です。

さらに深い気づき

病気になると、脳が「いったいどういうことだ。何で病気なんかになるんだ！」という反応を示すことがあります。でも、自分が悪いわけではないのです。病気になるのは、単に生身の身体だからです。私たちは風邪、便秘、高血糖、高血圧、関節痛、あるいは単に体重が増えたというだけで、自分の身体に対して腹を立てがちです。身体に裏切られたような気分になるのです。

身体が裏切るなんてとんでもない。身体は実に驚くべき働きをしています。何十もの臓器の何十億個もの細胞が、昼夜を問わず、生きている限り休みなしに働いているのです。

思考はエネルギーなので、ネガティブな思考（この丸々した太もも大嫌い！　喉が痛くて本当に腹が立つ！）はネガティブな結果をもたらします。**どんな生命体もいらだちや怒りのエネルギーの下では、生気を失います。逆に、感謝や、愛と思いやりの温かさに包まれれば、生き生きと元気になります。**

私たちはたぶん、身体の各部分が健康であることを当たり前のように思っています。そもそも病気になるまで、「自分は健康である」ということさえ認識していません。風邪やインフルエンザにかかって起き上がる体力すらなく、吐き気がして食べることもできない状態になると、それが回復していくことが奇跡のように感じられます。数日間は、単に起き上がって歩きまわれること、食欲があること、食べものの匂いや味を再び楽しめることが、何と素晴らしいことかと思います。

また、激しい痛みがあったときには、それが治まっていくと、夢のように幸せな気分になります。ところが、また何日も経たないうちに、身体が正常に働き、痛みも不自由もなく思い通りになることが、当たり前のように思えてくるのです。

自分と同世代の人が重い病にかかったり亡くなったりすると、それまで現実を見ないように閉ざしていたカーテンが開いて、健康も寿命も永遠に続くものではないことをあらためて思い知らされます。**健康も命も、「一時的に天から授けられた贈りもの」であることが、はっきりとわかるからです。**それでも、やがてそのことも忘れます。そしてまた、自分の身体の思うようにならない箇所にいらだちを感じるのです。

「何で近ごろ、耳の聞こえが悪いのかしら」
「何でこんなに腰が痛いの」
「ほかの人は大丈夫なのに、なぜ私だけアレルギーがあるんだろう」
「あら、もうこんなにシワが増えて……」
「何で体重が増えるんだろう」

進化の過程で、私たちの身体は35年から40年ほど持つように設計されました。子どもを産んで、その子たちが独り立ちできるまでに育てるのに必要な年月です。したがって、その年代以降は、身体の各パーツの保証期間はすぎています。身体が、時にうまく機能しなかったり、病気になったりすることは避けられない道理で、誰もがそのことは頭では理解しているのです。それでも、歳をとるとともに増える身体の不備に対して、どうしても批判的になってしまいがちです。

マインドフルに食べるようにしていると、自身の身体に関する気づきを得ることができます。そして、身体内部からのメッセージを聞いたり感じとったりして、そこに、感謝や愛と思いやりなどのポジティブなエネルギーを送ることができます。また、意識を集中させることにより、細胞が飢えているというシグナルや、すでにおなかがいっぱいで満足しているというシグナルを聞きとれるという効能もあります。

自分を
変える
言葉

いつも自分の身体を、感謝と愛と思いやりで満たすようにしよう。
そうすれば、身体はさらに生き生きと元気になる

練習 22

「食べもの」について深く思いを巡らす

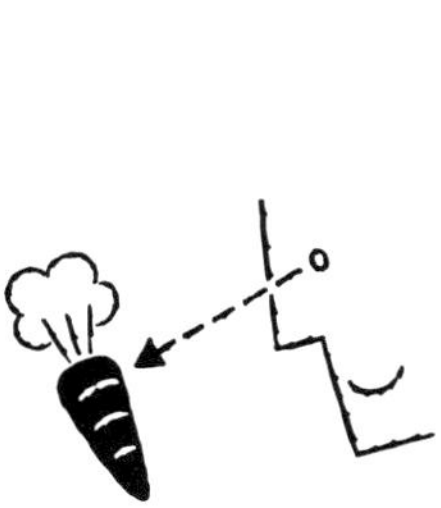

どんな練習?

1日の食事のうち、少なくとも1回、皿から何か食材をひと切れ取り上げます。ニンジン、レタス、パンなど、何でもかまいません。そして、この食卓に料理となって運ばれるまでの経緯と、それにかかわった人や生きものたちについて、思いを巡らせます。

取り組むコツ

「じっくり見て考える」と書いたメモ、あるいは光を発している目の絵を、ふだん食事をする場所に貼っておきます。

この練習による気づき

まず食材の色あい、形、表面の質感などを観察します。これだけでも、視覚を通して栄養を吸収できますが、さらに進んで食材について深く考えてみます。これは、**ただ視覚だけでなく、また別の感性、内なる目を必要とします。**

あなたには、食べものの一生を見通す目があると想像してください。その食材の一生を、映像を見るように見ることができます。ただし、時間は逆向きに流れます。「それで、その前はどうだったのか」と自分に問いかけ続けてください。

スープに浮かんでいるひと切れのニンジンを例にとりましょう。このニンジンはあなたのスープ皿の中までどうやって来たのでしょう。キッチンに置かれているニンジンが見えます。誰かがそれを刻んで鍋の中で煮ています。その前には、誰かがニンジンを買ってきて、冷蔵庫の中にしまっています。その前は、スーパーのレジ係が1袋のニンジンをレジスターでスキャンしています。その前は、別の店員が野菜売り場の棚にニンジンを並べています。その前は、マーケットの裏でニンジンの入った大きな箱がトラックから下ろされています。その前はトラックの運転手がニンジンを積んで走っています。

みなさんも続きをやってみてください。トラック運転手の前は、どんな人が現れるでしょう。どんどん時間を巻き戻していって、このニンジンの生命のエネルギーを食卓にもたらすことに貢献してくれた生きものや人々のことを想像しましょう。

次のようなことを自分に問いかけます。

・このニンジンが食卓に上るまでに、いったい何人の人がかかわったのだろうか。
・動物、植物、虫、微生物まで含めたなら、どれだけの生命体がこのニンジンの命にかかわったのだろう。どれだけの生命がそのエネルギーを注いで、このニンジンを自分の食卓にもたらしてくれたのだろう？

かかわってくれたすべての人々と生きものたちに、自分のまわりに集まってもらうことを想像し、心の中で感謝を唱えながら食事をいただきましょう。

この練習をしていると、工場化された畜産農業の過酷な環境や、農園従業員の雇用状態の劣悪さなどに意識が移ってしまうことがあるかもしれません。そういうときは「今、この時点で自分にできることは何だろう。今はこの恵みに感謝していただくことだ」と考えましょう。そして、その気持ちがあるなら、次の日に、農場の動物たちや従業員の待遇改善のためにできることは何かを考えて、それを実行に移すこともできます。

さらに深い気づき

私たちの禅寺では、食前に短い声明《しょうみょう》を唱えます。そのうちの1つにこういうものがあります。

「この食べものは72もの労働によってここにもたらされた。私たちはこれがどのようにここに来たのかを知らなければならない」

このことを思うと、私はどんなにおなかが空いていても、食べる前に少しの時間をとって、その食べものがどれほどの命のエネルギーを注がれてここにやって来たのかを、考えてみないではいられないのです。

マインドフルネスを実践していると、日々出会ういろいろなものについて、深く考えるようになります。**1日に何度も目にするごく当たり前のものでも、その上っ面だけにとらわれることなく深く理解できることが、「叡智」というものです。食べものは、その代表的な例といえます。**

食べものについて深く思いを巡らすと、自分がたくさんの生命体と一緒に生きているのだということがわかります。禅の教えも、人は食べものを口にするたびに無数の命のエネルギーを体内に取り込んでいるのだと言っています。

皿の上の食べものは、太陽と大地と雨の恵みを受けて育ち、虫たちに受粉を手伝ってもらい、農家の人たち、船の乗組員、トラックの運転手、食品販売店の人たちなど、あらゆる職業、年齢、国籍の人々が働いてくれるおかげでここに来ています。

生命からもたらされたエネルギーは、私たちの体内で、心臓の鼓動によって送り出される血液を介して身体中に拡散していきます。そして、一番遠くのつま先や頭髪の先まで行きわたります。目も、柔らかい唇も、かたい白い歯も、愛に満ちた心臓も、つまり私たちそのものが、このエネルギーでできています。パンと葡萄酒がキリストの肉と血に変化するというキリスト教の伝統的な信仰のように、**奇跡が、私たちの体内で日々昼夜を問わず起こっているのです。**

そういう事実を、私たちはふだん、ほとんど意識していません。しかし、毎日ほんのわずかな時間でもこのことに思いをいたせば、日々の状況がどんなに困難でも、この奇跡が新たな喜びを生みます。
どんな年齢の人にも、どんなに疲れている人にも同様に、食べものは新たなエネルギーを与えてくれます。意識を開放して食べるものに集中させれば、そこにかかわるたくさんの命との親密なつながりを体験でき、孤独感さえも解消されます。

自分を変える言葉

食べたり飲んだりするたびに、
多くの生命のエネルギーが私たちの体内に流れ込む。
この恵みにどう感謝すればいいだろう。
それは、意識をそこに向け、
感謝の気持ちを抱いて食べることしかない

PART VI

同席者がいるときもマインドフルに食べる

他の人たちがいても
マインドフルに食べられる

「マインドフルな食べ方」をはじめて練習するときには、邪魔の入らない静かな環境で行なうほうがいいでしょう。職場でランチを食べるときには、オフィスのドアを閉めます。コーヒーやお茶を飲むときも、ちょっと外に出て、階段やポーチの椅子に座って飲むのがいいかもしれません。動作をゆっくりして、香り、色、触感、味などを十分に味わうために、最初のうちは時間が余分に必要になると思います。

しかし、単純に食べものを楽しみ、おなかがいっぱいになったらやめるというのは、ごく幼いころから自然にやってきたことなので、こういう昔のスキルというのは、案外早く復活するものです。ですから、急ぐ必要があるときには、急いで食べながらでも十分に味を感じ、満腹感に気づき、さらには食べたものに細胞が反応していることを感じとることもできるようになります。

「心ここにあらず」で食べるよりも、「意識を今、ここにおいて」食べるほうがずっとおいしいし、「好奇心を持って」食べるほうが「つまらないと思いながら」食べるよりずっと楽しいからです。こういう食べ方をすれば、次はどんな発見があるだろうと、食事が楽しみになります。

１人で食べるときに、意図的に意識を集中することができるようになったら、次のステップはそのスキルを、職場での食事、友人との会食、家族の晩餐などに取り入れることです。

練習 23

同席者がいるときは「意識を交互に集中させる」

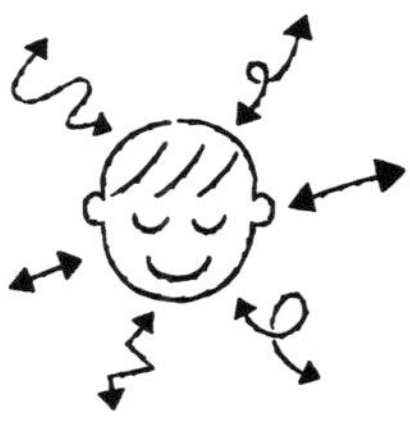

どんな練習？

ほかの人たちと会話をしながら食事をするという状況では、意識の大半を向ける先を切り替えます。他者に向けて会話に集中することと、自分の内部に向けて口の中や胃や身体に注目することを、交互に行なうわけです。

取り組むコツ

「意識を交互にする」と書いたメモを、ほかの人と食事をする場所に貼っておきます。

この練習による気づき

マインドフルに食べる練習をはじめたばかりの人たちは、よくこんな質問をします。

「1人だと注意深く意識を集中できるんですが、家族や友人がいて話しかけてきたときはどうすればいいでしょう?」

その答えが、この「意識を交互に集中させる」です。

最初に「マインドフルな食べ方」を練習するときは、邪魔の入らない状況でするのがいいでしょう。食べはじめる前に「9つの身体の声」を十分チェックできますし、意識がさまよい出したときにすぐ気づいて、口やおなかに引き戻すことができます。満腹具合の追跡調査もできます。おかわりに手を伸ばす前に、「身体の声」の状態を再びチェックすることもできるし、食べ終わったあと、食べる量を適正に判断したかを振り返ることもできます。

こういう練習を、家族や友人と普通に会話をしながら行なうのは、そう簡単ではありません。まさにジレンマです。2種類の行為に、どちらも100パーセントの注意を向けることは不可能だからです。ちょっと試してみましょうか。

左足の親指に意識を完全に向けます。数秒間そのまま集中していてください。さて次は、意識を右の耳たぶに向けます。同じように数秒間集中します。今度は左足の親指と右の耳たぶの両方に、意識を完全に向けようとしてみてください。どんなことが起きるでしょうか？

ほとんどの人は、意識が揺らぎはじめ、親指と耳たぶの間を行ったり来たりしてしまうことに気づきます。**この揺らぎこそが、ほかの人と一緒でもマインドフルの練習が可能になるカギなのです。**自分の口の中と会話の間で、意図的に意識の大半を行ったり来たりさせるのです。結果的に、自分が話すよりも相手の話を聞いている時間がはるかに多くなると思います。話を聞く相手は同席者だけでなく、口とか胃など自分の体内の仲間たちも含みます。

意識を交互に集中させるには、まず口の中に食べものを入れたときは、そこに意識の大半を向け、一部をほかの人が話していることに向けます。食べものを飲み込んで口の中が空になったら、意識の大半を会話のほうに向けます。「９つの身体の声」を意識することを体得した人には、意識を交互に集中させることはそれほど苦労なくできるようになるはずです。

さらに深い気づき

ほかの人と一緒に食事をしているときに、「マインドフルに食べる練習」が簡単にできる方法がもう1つあります。自分は「食事中はリラックスして、意識をその場に置いておきたい」と、ほかの人たちに話してしまうことです。あるいは、「マインドフルに食べる」という新しい食事の方法を取り入れていることを話します。そして、「食べものに感謝する言葉を唱えるために、食前に一瞬静かな時間がほしい」と協力を依頼します。こういうことを真摯に頼まれたら、駄目という人はいないでしょう。

「9つの身体の声」を見きわめ、最初の数口をじっくり味わいます。新たな料理が運ばれてきたとき、デザートが出てきたときも、同様にします。「このおいしそうなデザートの味に集中したいので、ちょっとの間、話をやめるね」と同席者に言いましょう。料理人がこれを聞いたら、自分の料理をお客が本当に楽しんでくれることを、大いに喜ぶことでしょう。

中には独立心、自立心が強く、人に助けを求めるのが苦手な人もいるかもしれません。しかし助けを求めることで、問題解決への道が開けることがあります。助けを求められた人たちは寛容になり、あなたが人生で探索しようとしている新しい考え方や生き方に興味を持つでしょう。ふだんの表面的なおしゃべりが、より深い中身のある会話に発展することにもつながります。

意識を交互に集中させる練習は、「マインドフルな生き方」の大事な要素です。食べるときは食べものに意識を集中させ、メールを返信しなければならないなら、まずフォークを置いてメールに意識を集中させます。運転するときには運転に完全に集中し、電話をするなら路肩に車を寄せて停め、電話に集中します。本を読んでいるときにパートナーが話しかけてきたら、本を閉じて相手の顔に視線を向けて返事をします。

複雑でペースの速い現代の生活では、すべてが「ながら行為」になりがちです。昼食をとりながら車を走らせて、次の待ちあわせ場所に向かったり、報告書を読みながらコーヒーを味わいもせずに飲んでいたり、パソコンで何かを入力しながら、子どもの話に生返事していたりします。

もちろん、生活をしていれば「ながら行為」や、ほかのことを考えながら食事をしなければならない状況も時には起こります。したがって、そういうことを完全にやめるべきだというのではありません。しかし、そのことは意識的に自覚しましょう。

言葉を変えれば、「マインドフルに食べる」ことの中には、「自覚しながら無意識に食べる」という行為も含まれます。たとえば、「今自分は、３つのことを同時に行なっている。電話で話しながらコーヒーを飲み、さらにもう一方の耳で、赤ん坊が起きて泣いていないかを気にかけている」とか、「緊急に対処しなければならないメールが来たので、今私はデスクでランチを食べながら、それに返信している」と、しっかり自分で意識しているということです。

意識をほかに置いたまま食事をするのであれば、それを意識しているということが重要です。つまり**「気づき」です。「気づき」があれば、そこに選択肢が生じます。**意識を交互に集中させるべきか、食べることを数分間中止して、メールに返信するべきか、パソコンから完全に意識を離して、この何口かに意識を集中させるべきかを選ぶことができます。

そもそも、「食べることと返信することを同時にしなければならないほど、自分は本当に忙しいのか？」と考えてみます。「ながら行為」をせざるを得ないほど時間がないという結論であれば、夕食だけは、集中してゆっくり食べようと自分に約束することもできます。

自分を
変える
言葉

「マインドフルに食べる」ことの中には、
意識をよそに置いたまま食べることも含まれる。
ただしそれは、自分がそうしていることをしっかり意識しているとき。
そして「意識を交互に集中させる」という選択肢もあることを、
知っておこう

最後に大事なポイント

いろいろな情報や練習をたくさん紹介してきました。最後に大事なポイントをまとめてみましょう。このリストをときどき読み直しながら、「マインドフルに食べる」ことを日々の生活に取り入れてください。

・「マインドフルに食べる」というのは、食べはじめる前、食べている途中、食べ終わったあとに、食べものと自分の身体に対して意識を向けること。

・「マインドフルに食べる」とは、食べものについていいとか悪いとか判定することではない。

・変化のカギは「気づき」。何かに気づいたとき、それは必ず変化する。これまで無意識にしていた行動に気づいて小さな変化が起きると、それは時間とともに大きな変化となる。気づくことは選択肢を得ること。選択肢を持つというのは自由を手にするということ。

・食べる前、食べている途中、食べ終わったあとに、「胃の声」と「細胞の声」をチェックする練習をしよう。

・「9つの身体の声」をすばやくとらえられるようになるまで練習すること。

・おなかが空いていなければ、食べない。

・飲んだり食べたりするとき、少なくとも最初の3口は意識をそこに置く。

・少なくとも1週間に一度、食事の最初から終わりまで、黙ってマインドフルに食べる。

・料理は、適正な量を考えて少なめにとる。おなかが3分の2くらいで満足するような、ちょうどよい量を目安にする。

・ゆっくりひと口ずつ味わって食べる。ひと口ごとにフォークや箸を皿に置くなど、間を置きながら食べる工夫をする。

・食べものを飲み込む前に十分に噛む。

・「もう空腹ではない」という状態と「おなかがいっぱい」という状態の違いを理解する。おなかいっぱいまで食べる必要はない。8割方いっぱいになったところで食べるのをやめて、何かを飲み、少し休むといい。

・「マインドフルに食べること」は、時に無意識に食べることを含む。どうしてもそうしなければならないときには、無意識に食べることを意識的に選ぶ。

・「空っぽ」にすることは、「いっぱい」にすることと同じくらい重要。これは胃袋だけでなく、脳に関しても同様である。

・食べものが気分を変えることを理解すれば、その効用を薬として使うことができる。ただし用量に注意。マインドフルに食べるなら、足りないほうが多すぎるより効果的。

・何よりも大事なポイントは、食べものを欲しているのが「身体」ではなく「心」であるときに、それに気づくこと。食べもの以外にも、心を満たしてくれる栄養がある。瞑想、祈り、散歩、自然の中に身を置く、音楽を聴く、楽器を奏でる、ペットと遊ぶ、誰か大事な人あるいは困っている人のために食事を用意する、単に家族や仲間と一緒にいる、などだ。

・心の中に空いた穴を、食べもので埋めることはできない。「今この瞬間」の豊かさのみが、心を満たしてくれる。

・食べる前、食べているとき、食べ終わったあとに、心の中で感謝する。

石川善樹（いしかわ　よしき）
予防医学研究者・医学博士。1981年、広島県生まれ。東京大学医学部健康科学科卒業、ハーバード大学公衆衛生大学院修了後、自治医科大学で博士（医学）取得。「人がよりよく生きる（Well-being）とは何か」をテーマに、企業や大学と学際的研究を行なう。専門は予防医学、行動科学、機械創造学など。講演や雑誌、テレビへの出演も多数。著書に『疲れない脳をつくる生活習慣』（プレジデント社）、『問い続ける力』（筑摩書房）、『健康学習のすすめ』（日本ヘルスサイエンスセンター）他多数。監修に『「今、ここ」に意識を集中する練習』（日本実業出版社）などがある。

ジャン・チョーズン・ベイズ

小児科医、瞑想の指導者。オレゴン州の禅宗寺院「Great Vow Zen Monastery」の代表。本書で紹介するマインドフルネスの練習はここで開発され、実践を通して改良されている。これまで30年以上にわたり「マインドフルな食べ方」を個人や医療従事者に指導してきた。趣味はガーデニング、陶芸、マリンバの演奏。著書に『「今、ここ」に意識を集中する練習』（日本実業出版社）がある。

高橋由紀子（たかはし　ゆきこ）

翻訳家。慶應義塾大学文学部卒業。訳書に、『「今、ここ」に意識を集中する練習』『ポジティブな人だけがうまくいく3:1の法則』（いずれも日本実業出版社）、『幸福優位7つの法則』（徳間書店）、『ネガティブな感情が成功を呼ぶ』『ポジティブ・コーチングの教科書』（いずれも草思社）、『もう、不満は言わない』（サンマーク出版）ほか多数。

Mindful eating《マインドフル　イーティング》　人生《じんせい》が豊《ゆた》かになる食《た》べ方《かた》の習慣《しゅうかん》

2019年11月20日　初版発行

著　者　ジャン・チョーズン・ベイズ
監修者　石川善樹
訳　者　高橋由紀子
発行者　杉本淳一

発行所　株式会社日本実業出版社　東京都新宿区市谷本村町3－29 〒162-0845
大阪市北区西天満6－8－1 〒530-0047

編集部　☎03-3268-5651
営業部　☎03-3268-5161　振　替　00170－1－25349
https://www.njg.co.jp/

印刷／理想社　　製本／共栄社

この本の内容についてのお問合せは、書面かFAX（03－3268－0832）にてお願い致します。
落丁・乱丁本は、送料小社負担にて、お取り替え致します。

ISBN 978-4-534-05737-2　Printed in JAPAN

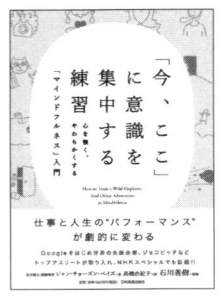

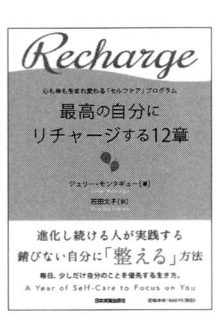